全国高职高专临床医学专业"器官系统化课程"规划教材

（供临床医学、预防医学及口腔医学等专业用）

运动系统疾病

主　　编　李雪涛

副主编　周人杰　尹昌林　况　勇

编　　者　（以姓氏笔画为序）

　　　　　王　旭（重庆医药高等专科学校）

　　　　　王　剑（重庆市九龙坡区第一人民医院）

　　　　　尹昌林（陆军军医大学附属第一医院）

　　　　　祁萍萍（哈尔滨医科大学附属第一医院）

　　　　　李雪涛（重庆医药高等专科学校）

　　　　　肖力明（重庆三峡医药高等专科学校）

　　　　　况　勇（重庆医药高等专科学校）

　　　　　张　路（重庆医药高等专科学校）

　　　　　张方顺（遵义医药高等专科学校）

　　　　　张兵钱（重庆医药高等专科学校）

　　　　　周人杰（陆军军医大学附属第二医院）

　　　　　唐　荣（哈尔滨医科大学附属第二医院）

　　　　　梁万明（重庆市九龙坡区第一人民医院）

中国健康传媒集团

中国医药科技出版社

内容提要

　　本教材是全国高职高专临床医学专业"器官系统化课程"规划教材之一,全书分为两篇十三章,内容涉及运动系统的解剖学、生理学、影像学以及运动系统疾病临床诊断与治疗等,实现了临床与基础的纵向贯通。

　　本教材为书网融合教材,即纸质教材有机融合电子教材、教学配套资源(PPT等),题库系统、数字化教学服务(在线教学、在线作业、在线考试)。本教材内容新颖实用,更在细微之处体现了人文关怀。

　　本教材供高职高专院校临床医学、预防医学及口腔医学等专业使用。

图书在版编目(CIP)数据

运动系统疾病/李雪涛主编 . —北京:中国医药科技出版社,2019.1(2025.1 重印).

全国高职高专临床医学专业"器官系统化课程"规划教材

ISBN 978 - 7 - 5214 - 0614 - 6

Ⅰ. ①运… Ⅱ. ①李… Ⅲ. ①运动系统疾病 - 诊疗 - 高等职业教育 - 教材 Ⅳ. ①R68

中国版本图书馆 CIP 数据核字(2018)第 275892 号

美术编辑 陈君杞

版式设计 友全图文

出版　**中国健康传媒集团** | 中国医药科技出版社

地址　北京市海淀区文慧园北路甲 22 号

邮编　100082

电话　发行:010 - 62227427　邮购:010 - 62236938

网址　www. cmstp. com

规格　889 × 1194mm ¹⁄₁₆

印张　11

字数　228 千字

版次　2019 年 1 月第 1 版

印次　2025 年 1 月第 3 次印刷

印刷　北京印刷集团有限责任公司

经销　全国各地新华书店

书号　ISBN 978 - 7 - 5214 - 0614 - 6

定价　**32.00 元**

数字化教材编委会

主　编　李雪涛

副主编　周人杰　尹昌林　况　勇

编　者　（以姓氏笔画为序）

王　旭（重庆医药高等专科学校）

王　剑（重庆市九龙坡区第一人民医院）

尹昌林（陆军军医大学附属第一医院）

祁萍萍（哈尔滨医科大学附属第一医院）

李雪涛（重庆医药高等专科学校）

肖力明（重庆三峡医药高等专科学校）

况　勇（重庆医药高等专科学校）

张　路（重庆医药高等专科学校）

张方顺（遵义医药高等专科学校）

张兵钱（重庆医药高等专科学校）

周人杰（陆军军医大学附属第二医院）

唐　荣（哈尔滨医科大学附属第二医院）

梁万明（重庆市九龙坡区第一人民医院）

出版说明

为深入贯彻落实国务院办公厅《关于深化医教协同进一步推进医学教学改革与发展的意见》（［2017］63号）《国家中长期教育改革发展规划纲要（2010－2020年）》和《教育部关于全面提高高等职业教育教学质量的若干意见》等文件精神，推动整合医学器官系统化课程改革，推进信息技术与职业教育融合，对接岗位需求，使教材内容与形式及呈现方式更加切合现代职业教育需求，以培养高素质技术技能型人才，在教育部、国家药品监督管理局的支持下，中国医药科技出版社组织全国十余所高职高专院校近100名专家、教师历时1年精心编撰了"全国高职高专临床医学专业'器官系统化课程'规划教材"，该套教材即将付梓出版。

本套教材按器官系统化纵向整合，全套共计13门，主要供临床医学、预防医学、口腔医学等专业教学使用。

本套教材定位清晰、特色鲜明，主要体现在以下方面。

一、整合课程，强调医学知识的整体性

本套教材为"器官系统化课程"规划教材，即人文社科与专业有机衔接，基础与临床结合，临床与预防结合。在内容设置上，实现基础医学知识与临床医学知识纵向贯通，在保持器官系统基础医学与临床医学完整性与科学性的基础上，减少低效的知识重复，培养学生从基础到临床的综合知识结构和以器官系统为主线的综合临床思维，实现医学生"早临床、多临床、反复临床"的目标。

二、定位准确，体现教改精神及职教特色

教材编写专业定位准确，职教特色鲜明，各学科的知识系统、实用。以高职高专临床医学专业的人才培养目标为导向，以职业能力的培养为根本，突出了"能力本位"和"就业导向"的特色，以满足岗位需要、学教需要、社会需要，满足培养高素质综合型人才的需要。

三、适应行业发展，与时俱进构建教材内容

教材内容紧密结合新时代行业要求和社会用人需求，与国家执业助理医师资格考试紧密对接，吸收临床医学发展的新知识、新技术、新方法，适当拓展知识面，为学生后续发展奠定了必要的基础。

四、遵循教材规律，注重"三基""五性"

遵循教材编写的规律，坚持理论知识"必需、够用"为度的原则，体现"三基""五性""三特

定"。结合高职高专教育模式发展中的多样性，在充分体现科学性、思想性、先进性的基础上，体现教材的器官系统化整合特色。

五、创新编写模式，增强教材可读性

体现"器官系统化整合"特色，编写模式上以案例导入引出正文内容，章下设置"学习目标""知识链接""考点提示"等模块，以培养学生理论联系实际以及分析问题和解决问题的能力，增强了教材的实用性和可读性，从而培养学生学习的积极性和主动性。

六、书网融合，使教与学更便捷、更轻松

全套教材为书网融合教材，即纸质教材与数字教材、配套教学资源、题库系统、数字化教学服务有机融合。通过"一书一码"的强关联，为读者提供全免费增值服务。按教材封底的提示激活教材后，读者可通过电脑、手机阅读电子教材和配套课程资源（PPT等），并可在线进行同步练习，实时反馈答案和解析。同时，读者也可以直接扫描书中二维码，阅读与教材内容关联的课程资源（"扫码学一学"，轻松学习PPT课件；"扫码练一练"，随时做题检测学习效果），从而丰富学习体验，使学习更便捷。教师可通过电脑在线创建课程，与学生互动，开展布置和批改作业、在线组织考试、讨论与答疑等教学活动，学生通过电脑、手机均可实现在线作业、在线考试，提升学习效率，使教与学更轻松。

编写出版本套高质量教材，得到了全国知名专家的精心指导和各有关院校领导与编者的大力支持，重庆医药高等专科学校在器官系统化课程改革实践中所积累的宝贵经验对本套教材的编写出版做出了重要的贡献，在此一并表示衷心感谢。出版发行本套教材，希望受到广大师生欢迎，并在教学中积极使用本套教材和提出宝贵意见，以便修订完善，共同打造精品教材，为促进我国高职高专临床医学专业教育教学改革和人才培养做出积极贡献。

中国医药科技出版社
2019年1月

全国高职高专临床医学专业"器官系统化课程"规划教材

建设指导委员会

张爱荣（安庆医药高等专科学校）

罗　彬（重庆医药高等专科学校）

赵　冰（长春医学高等专科学校）

胡忠亚（安庆医药高等专科学校）

侯　枭（重庆医药高等专科学校）

郭　兵（重庆医药高等专科学校）

贺　伟（长春医学高等专科学校）

徐仁良（安庆医药高等专科学校附属医院）

凌　斌（重庆医药高等专科学校）

黄　琼（重庆医药高等专科学校）

崔　伟（长春医学高等专科学校）

谭　丽（重庆医药高等专科学校）

谭业辉（吉林大学第一医院）

前　言

为贯彻全国医学教育综合改革要求，全面推进"器官系统化课程"，全国多所院校建立了运动系统基础医学与临床医学相结合的整合课程——运动系统疾病，本教材即为满足运动系统疾病器官系统化课程教学而编写。

教材内容涉及运动系统的解剖学、生理学、影像学以及运动系统疾病临床诊断与治疗等，实现临床与基础的纵向贯通。教材的深度和广度符合教学大纲的要求，具备系统性、科学性和先进性，突出了知识性和重要性。

本教材打破以往传统教材的编写模式，结合高职高专院校发展与课程体系改革，并紧密结合国家执业助理医师资格考试大纲，力求具有"新、特、深、精"的特点，构建"以学生为中心，以能力为导向，以器官系统教程为基础，以临床技能为重点"的临床课程教学模式。

本教材具有以下特点：①教材注重实践性，以病例导入疾病，"课堂上设病区"，力图在模拟临床实践的环境下，使医学生在较短的时间里，能够从整体上把握运动系统疾病的基础知识和临床特点，同时对基础课程有一个系统的回顾，提升学生临床思维能力和解决临床实际问题的能力。②每章设有"学习目标""本章小结""目标检测"，突出学习重点，利于学生复习。③每章设有"知识链接"，拓展学生知识面，培养学生自主学习能力。

由于编写时间较紧张，加之编者知识水平有限，面对新模式一定会有诸多不足，恳请各位老师和读者批评指正。

编　者
2018 年 11 月

目　录

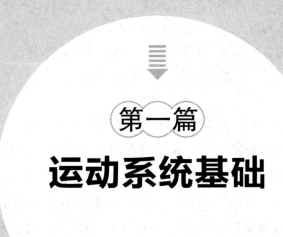

第一篇

运动系统基础

第一章 运动系统的解剖

学习目标

1. **掌握** 骨的形态和构造；椎骨、胸骨和肋骨的形态，各部椎骨的特征；脑颅和面颅诸骨的名称、位置；颅各面观的主要结构；新生儿颅的特征。
2. **熟悉** 上、下肢各骨的名称、位置及形态；全身重要的骨性标志。
3. **了解** 骨的基本构造。
4. 通过学习本章内容对正常人体骨的基本构造、各骨形态有所了解，为临床疾病学习打好基础。

运动系统（locomotor system）由骨、骨连结和骨骼肌三部分构成，占成人体重的60%~70%。全身各骨借骨连结组成骨骼（skeleton），形成人体的支架，对人体起着运动、支持和保护的作用。骨骼肌（skeletal muscle）附着于骨，并跨过一个或多个关节，收缩时牵动骨，通过关节产生运动。在运动中，骨起杠杆作用，关节为运动的枢纽，而骨骼肌则为运动的动力器官。它们在神经系统的支配和其他系统的调节配合下，形成统一的整体，可完成各种随意运动，以适应外界环境的各种需要。

第一节 骨的概述

骨是一种坚硬的器官，每块骨都具有一定的形态、构造和功能。骨有血管、淋巴管和神经分布，不断地进行新陈代谢和生长发育，并具有修复、重建和再生的能力。经常锻炼可促进骨骼的良好发育和生长，长期不用可导致骨质疏松。

成人有206块骨（图1-1）。按部位可分为颅骨29块（包括听小骨头6块），躯干骨51块，上肢骨64块和下肢骨62块。骨的主要功能是保护重要器官、支持身体以及在运动中起杠杆作用。此外，骨还参与钙、磷代谢，骨髓有造血功能。

一、骨的分类

根据所在部位、功能和发生的不同，可将骨分为长骨、短骨、扁骨和不规则骨四种。

（一）长骨

长骨（long bone）呈长管状，多分布于四肢，如上肢的肱骨和下肢的股骨等。长骨分一体两端。体又称骨干，内有空腔称骨髓腔，容纳骨髓。两端膨大称为骺（epiphysis），具有光滑的关节面，长骨多起支持和杠杆作用。

在幼年时，骺与骨干之间有骺软骨存在，骺软骨细胞不断分裂繁殖，使骨不断增长。如骺软骨受损，可影响骨的生长。成年后，骺软骨骨化，干和骺融为一体，遗留有线形的痕迹，称骺线，此时，骨的长度不再增长。

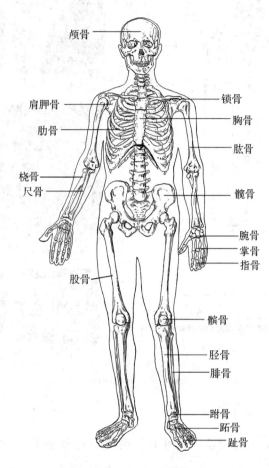

图 1-1　全身骨骼

（二）短骨

短骨（short bone）形似立方体，分布于承受压力较大而运动较复杂的部位。如腕骨和跗骨。

（三）扁骨

扁骨（flat bone）呈板状，主要构成颅腔、胸腔和盆腔的壁，以保护腔内的器官。

（四）不规则骨

不规则骨（irregular bone）形状不规则，主要分布于躯干、颅底和面部，如躯干的椎骨、颅底的颞骨和面部的上颌骨等。有的颅骨内含有空腔，又称含气骨，可对发音起共鸣和减轻颅骨重量的作用。

籽骨（sesamoid bone），主要分布于手和足的肌腱内，在运动中起减少摩擦和转变肌牵引方向的作用，最大的籽骨为位于髌韧带内的髌骨。

二、骨的基本构造

骨由骨质、骨膜和骨髓构成（图 1-2）。

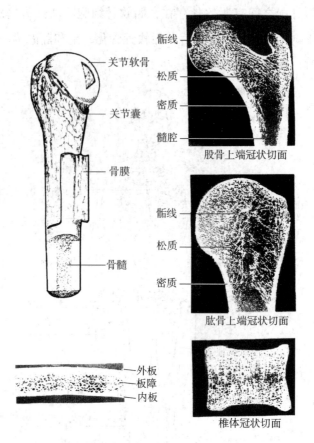

图 1-2　骨的构造

（一）骨质

骨质（bone substance）由骨组织构成，按结构分为骨密质（compact bone）和骨松质（spongy bone）。

1. 骨密质　质地致密，耐压性强，配布于骨的表面。

2. 骨松质　呈海绵状，主要分布在长骨两端和短骨、扁骨内，由相互交错排列的骨小梁构成。

（二）骨膜

骨膜（periosteum）除关节面的部分外，新鲜骨的表面都覆有骨膜。骨膜由致密结缔组织构成，富含血管、神经和淋巴管，对骨的营养、再生、重建和修复有重要的作用。

骨膜可分为内、外两层。外层致密，有许多胶原纤维束穿入骨质，使之固着于骨面；内层疏松，含有成骨细胞和破骨细胞，分别具有产生新骨和破坏骨质的功能。

骨膜在幼年期功能非常活跃，直接参与骨的生成，到成年时转为静止状态，但是一旦发生骨损坏，如骨折，其可恢复成骨的功能，参与骨折的修复愈合。因此，骨膜剥离太多或损伤过大，则骨折愈合困难。

（三）骨髓

骨髓（bone marrow）为柔软而富有血管的组织，填充于骨髓腔和骨松质的间隙内，是人体最大的造血器官。可分为红骨髓（red bone marrow）和黄骨髓（yellow bonemarrow）两种。

1. 红骨髓 呈红色，人体内的红细胞和大部分白细胞由此产生。因此，它是重要的造血组织。胎儿和幼儿的骨髓全是红骨髓，随着年龄的增长，在 5 ~ 6 岁以后，长骨骨髓腔内的红骨髓逐渐转化成为黄骨髓。

2. 黄骨髓 含有大量的脂肪组织，已不具备造血功能。但当大量失血时，它仍可能转化为红骨髓进行造血。在长骨的两端、椎骨、胸骨等骨松质内的骨髓，终身为红骨髓。

> 📖 **知识链接**
>
> 骺线的来源及意义
>
> 　　在幼年时，骺与骨干之间有骺软骨存在，骺软骨细胞不断分裂繁殖，使骨不断增长。如骺软骨受损，可影响骨的生长。成年后，骺软骨骨化，干和骺融为一体，遗留有线形的痕迹，称骺线，此时，骨的长度不再增加。

三、骨的化学成分和物理特性

骨的化学成分由无机质和有机质组成。有机质主要由骨胶原蛋白和黏多糖蛋白组成，它使骨具有一定弹性和韧性；无机质主要由钙、磷等盐类组成，它使骨具有硬度。成人新鲜骨的有机质含量约占1/3；无机质含量约占2/3。骨的化学成分和物理特性都随年龄、生活条件、健康状况的变化而不断变化，年龄愈大，其无机盐的比例愈高。年幼者骨易变形，年长者骨易发生骨折。

<h1 align="center">第二节　躯干骨</h1>

成人躯干骨由 24 块椎骨、1 块骶骨、1 块尾骨、1 块胸骨和 12 对肋组成。

一、椎骨

椎骨（vertebra）幼儿时为 32 ~ 33 块，即颈椎 7 块、胸椎 12 块、腰椎 5 块、骶椎 5 块和尾椎 3 ~ 4 块。成年后 5 块骶椎融合成 1 块骶骨，3 ~ 4 块尾椎融合为 1 块尾骨，共计 24 块。

（一）椎骨的一般形态

椎骨为不规则骨，由椎体和椎弓构成（图 1 – 3）。

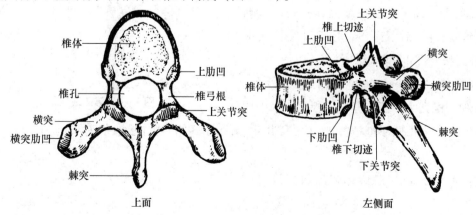

图 1 – 3　胸椎

扫码"学一学"

1. 椎体（vertebral body） 为椎骨前部的短圆柱状结构，承受体重的主要部分。其表面为一层薄的骨密质，内部为骨松质，在垂直暴力作用下易发生压缩性骨折。

2. 椎弓（vertebral arch） 是椎体后方的弓形骨板，它与椎体围成椎孔（vertebral foramen），各椎骨的椎孔连接起来，构成椎管（vertebral canal），管中容纳脊髓。椎弓与椎体相接的部分较细，称椎弓根，其上、下缘各有一较浅的切迹，称椎上切迹、椎下切迹。相邻椎骨的椎上、下切迹围成椎间孔（intervertebral foramina）。孔内有脊神经和血管通过。椎弓的后部称椎弓骨弓板。从椎弓板上发出7个突起：即椎弓正中向后的突起称棘突；向两侧的突起称横突；向上下各发出1对上关节突和下关节突。

（二）各部椎骨的特征

1. 颈椎（cervical vertebrae） 有7块，椎体较小，椎孔相对较大。横突上有横突孔，有椎动脉和椎静脉通过。棘突较短小且末端有分权。

第1颈椎又称寰椎，呈环状，无椎体，由前弓、后弓和两边的侧块围成（图1-4）。

第2颈椎又称枢椎，椎体上面有向上的齿突（图1-5）。

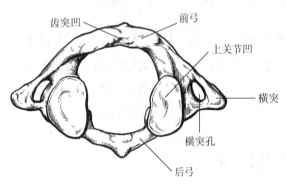

图1-4 第1颈椎

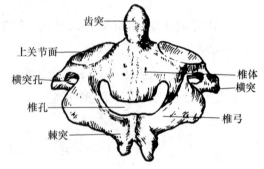

图1-5 第2颈椎（上面）

第7颈椎又称隆椎，棘突长，末端呈结节状隆起，活体易于触及，常作为计数椎骨序数的体表标志（图1-6）。

2. 胸椎（thoracic vertebrae） 有12块，椎体似心形，椎孔相对较小，由于胸椎两侧与肋骨相接，故椎体两侧的上、下和横突末端均有半圆形的小关节面，称肋凹。胸椎棘突较长且向后下倾斜，相邻棘突依次重叠呈叠瓦状（图1-3）。

3. 腰椎（lumbar vertebrae） 有5块。椎体肥厚，椎孔大。棘突宽扁呈板状，水平伸

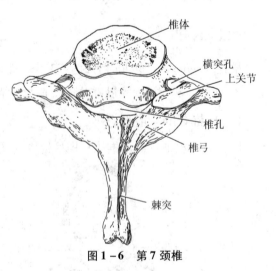

图1-6 第7颈椎

向后方，棘突之间的间隙较宽，临床可在第四、五腰椎棘突间隙作腰椎穿刺术（图1-7）。

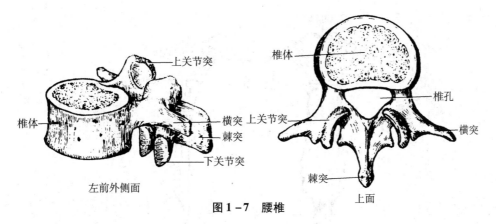

左前外侧面

图 1-7 腰椎

4. 骶骨（sacrum） 由 5 块骶椎融合而成，呈三角形，底向上，尖向下（图 1-8）。骶骨分前、后面和侧面。

骶骨底前缘向前突出，称岬（promontory），女性骶骨岬是产科测量骨盆大小的重要标志之一。侧面有耳状关节面，与髋骨的耳面相对应，形成骶髂关节。骶骨中央有纵贯全长的骶管，下端有三角形开口，称骶管裂孔，裂孔两侧有向下的小突起，称骶角（sacral cornu），可在体表触及，是临床上骶管麻醉时确认骶管裂孔的体表标志。骶骨前面凹而光滑，后面凸而粗糙不平，前、后面各有 4 对孔，分别称为骶前孔和骶后孔，有脊神经前、后支及血管通过。

5. 尾骨（coccyx） 由 3~4 块尾椎融合而成，上接骶骨，下端游离为尾骨尖（图 1-8）。

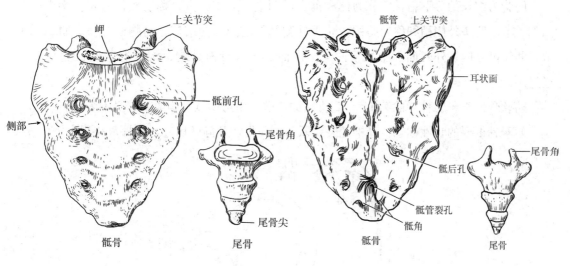

图 1-8 骶骨和尾骨

二、胸骨

胸骨（sternum）（图 1-9）属扁骨，位居胸前壁正中，全长可从体表摸到，自上而下分为胸骨柄、胸骨体和剑突三部分。胸骨柄（manubrium of sternum）宽短，其上缘正中凹陷，称颈静脉切迹（jugular notch），胸骨体（body of sternum）呈长方形，两侧的肋切迹与第 2~7 肋相连结；柄、体连接处形成向前突出的横行隆起，称胸骨角（sternal angle），在体表可以触及，两侧平对第 2 肋，是计数肋的骨性标志。剑突（xiphoid process）为一薄骨片，下端游离。

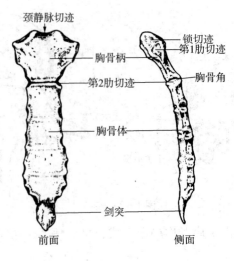

图 1-9 胸骨

三、肋

肋 (ribs) (图 1-10) 由肋骨和肋软骨组成，共 12 对。第 1~7 对肋前端与胸骨连接，称真肋；第 8~10 对肋前端分别借肋软骨与上位肋软骨连接，形成肋弓，称假肋；第 11、12 对肋前端游离于腹壁肌层内，称浮肋。

肋骨为细长的弓形扁骨，分为体和前、后两端。后端膨大，称肋头，与相应胸椎的肋凹相关节。肋头外侧稍细称为肋颈。肋颈外侧稍隆起部为肋结节，与胸椎的横突肋凹相关节。肋体可分内、外两面和上、下两缘，内面近下缘处有肋沟，沟内有肋间血管和神经通过。

肋软骨位于各肋骨（除第 11、12 肋）的前端，由透明软骨构成，终身不骨化。

躯干骨重要的骨性标志：隆椎棘突、骶角、肋弓、颈静脉切迹、胸骨角和剑突。

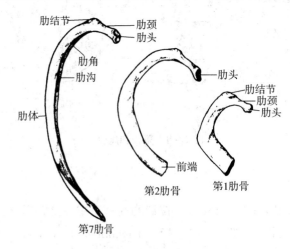

图 1-10 肋骨（右侧）

第三节 颅 骨

成人颅由 23 块颅骨组成，另有 3 对听小骨位于颞骨内。

颅骨主要对脑和感觉器官起支持和保护作用。按颅骨的位置将其分为脑颅骨和面颅骨，

扫码"学一学"

脑颅骨位于颅的后上方，围成的腔为颅腔，容纳脑；面颅骨位于颅的前下方，形成面部的轮廓，并构成骨性眶、鼻腔和口腔。

一、脑颅骨

脑颅骨围成颅腔，容纳脑，有8块，即前方突出的额骨（frontal bone），头顶两侧各有一块顶骨（parietal bone），后方突出的枕骨（occipital bone），两颞部各一块颞骨（temporal bone），下方颅底中部有一块蝶骨及其前方的筛骨。

脑颅骨中的颞骨、蝶骨和筛骨形态较复杂。

1. 蝶骨（sphenoid bone）　位于颅底中央，形似蝴蝶，可分为蝶骨体、大翼、小翼和翼突四部分，其中蝶骨体内有含气空腔，称蝶窦。

2. 颞骨（temporal bone）　参与颅底和颅腔侧壁的构成，以外耳门为中心分为鳞部、鼓部和岩部三部（图1－11）。

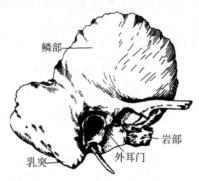

图1－11　颞骨

3. 筛骨（ethmoid bone）　为骨质菲薄的含气骨。位于两眶之间，呈"巾"字形，分为筛板、垂直板和筛骨迷路三部分。筛板呈水平位。垂直板参与构成鼻中隔。筛骨迷路位于垂直板的两侧，内有许多小房，称筛窦。迷路内侧壁有上、下两个向下卷曲的骨片，称上鼻甲和中鼻甲。

二、面颅骨

面颅骨构成面部支架，容纳视觉、嗅觉和味觉器官，有15块，包括成对的上颌骨、鼻骨、泪骨、颧骨、下鼻甲和腭骨，不成对的犁骨、下颌骨和舌骨。

1. 下颌骨（mandible）　呈马蹄铁形，分中部的下颌体和两侧的下颌支。体的上缘为牙槽弓，前外侧面有一对颏孔。下颌支为长方形骨板，支上有两个突起，前方的为冠突，后方的为髁突，髁突的上端膨大称下颌头，头的下方较细，称下颌颈。下颌支内侧面中央有下颌孔，此孔有下牙槽血管和神经通过。再经下颌管通颏孔。下颌体下缘与下颌支相交处为下颌角，在体表可以触及（图1－12）。

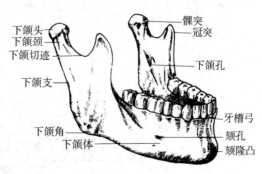

图1－12　下颌骨

2. 舌骨（hyoid bone）　位于下颌骨后下方，呈"U"形，其中部较宽的部分称舌骨体，由体向后外伸出的长突为大角，向上后伸出短小突起是小角。舌骨大角和体都可在颈部皮下扪及。

三、颅的整体观

除下颌骨和舌骨外，颅的各骨都借结缔组织牢固地结合成一个整体，彼此间没有活动。

（一）颅的顶面观

颅的顶面呈卵圆形，前窄后宽，光滑隆凸。颅顶有三条缝，位于额骨与顶骨之间的称冠状缝；两顶骨之间称矢状缝；两顶骨与枕骨之间的称人字缝。

（二）颅的侧面观

颅的侧面中部有外耳门，向内通外耳道，外耳门的前上方是颧弓（zygomatic arch），后方向下的突起称乳突（mastoidprocess）两者在体表可触及，是重要的骨性标志（图1 - 13）。颧弓将颅外侧面分为上方的颞窝和下方的颞下窝。

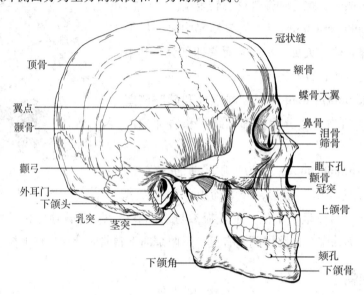

图1 - 13　颅的侧面观

（三）颅的前面观

颅的前面由上至下分为眶、骨性鼻腔和骨性口腔（图1 - 14）。

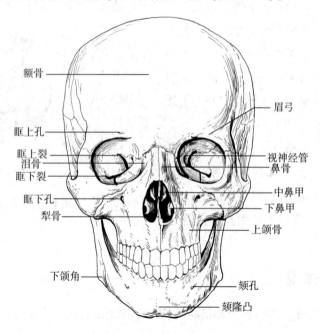

图1 - 14　颅的前面观

1. 眶（orbit）　　容纳眼球及其附属结构，呈 0 锥体形，尖向后内方，经视神经管通入颅腔。前方的眶底称眶口，口的上、下缘分别称眶上缘和眶下缘，眶上缘的中、内 1/3 交界处有眶上切迹（或眶上孔）。眶下缘中点的下底方有眶下孔。均有血管和神经通过。眶有四个壁，眶的上壁为颅前窝的底，其前外侧有泪腺窝；眶的下壁是上颌窦的顶，其骨面上有沟称眶下沟，向前移行为眶下管，通眶下孔；眶的内侧壁前下部有泪囊窝，向下延伸为鼻泪管，通鼻腔；眶外侧壁上部有泪腺窝，后半上、下各有眶上裂和眶下裂。

2. 骨性鼻腔（bony nasal cavity）　　位于面颅中央，由骨性鼻中隔分为左、右两部分。骨性鼻中隔由筛骨垂直板和犁骨构成。鼻腔前方的开口称梨状孔，后方的为鼻后孔。鼻腔的顶主要由筛骨的筛板构成。外侧壁结构复杂，由上而下有 3 个向下卷曲的骨片，依次称上鼻甲、中鼻甲和下鼻甲（图 1 - 15）。各鼻甲下方都有相应的鼻道，分别称上鼻道、中鼻道和下鼻道。鼻道内有鼻泪管和鼻旁窦的开口。上鼻甲的后上方与蝶骨体之间的浅窝称蝶筛隐窝。

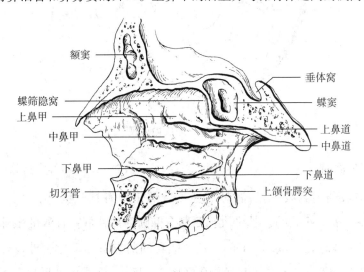

额窦

垂体窝

蝶筛隐窝　　　　　　　　　　　　　　　　蝶窦
上鼻甲

中鼻甲　　　　　　　　　　　　　　　　　　上鼻道
　　　　　　　　　　　　　　　　　　　　　中鼻道
下鼻甲

切牙管　　　　　　　　　　　　　　　　　　下鼻道
　　　　　　　　　　　　　　　　　　　　　上颌骨腭突

图 1 - 15　骨性鼻腔的外侧壁

3. 鼻旁窦（paranasal sinuses）　　又称副鼻窦，是上颌骨、额骨、筛骨及蝶骨内含气的骨腔，位于鼻腔周围并开口于鼻腔。额窦（frontal sinus）位于眉弓深面，左、右各一，窦口向后下，开口于中鼻道。筛窦（ethmoidal sinus）是筛骨迷路内蜂窝状小房的总称。分为前、中、后 3 群。前、中群开口于中鼻道，后群开口于上鼻道。蝶窦（sphenoidal sinus）位于蝶骨体内，被骨板分割成左、右两腔，多不对称，向前开口于蝶筛隐窝。上颌窦（maxillary sinus）最大，在上颌骨体内，开口于中鼻道。

4. 骨性口腔（oral cavity）　　由上颌骨、腭骨及下颌骨围成。

（四）颅底内面观

颅底内面自前向后呈阶梯状排列着 3 个窝（图 1 - 16）。

1. 颅前窝（anterior cranial fossa）　　位置最高，由额骨、筛骨和位于二者后方的蝶骨构成。其正中有一向上的突起称鸡冠，其两侧的水平骨板称筛板，筛板上的许多小孔称筛孔。

2. 颅中窝（middle cranial fossa）　　由蝶骨和颞骨等构成。中央呈马鞍形的结构为蝶鞍，正中有一容纳垂体的垂体窝。窝前外侧有视神经管与眶交通，两侧由前向后依次是眶上裂、圆孔、卵圆孔和棘孔。

3. 颅后窝（posterior cranial fossa）　　由枕骨和颞骨构成。中央最低处有枕骨大孔，枕骨大孔前外侧缘上有舌下神经管。颅后窝的后壁中央有一隆起，称枕内隆凸，向两侧续为横窦沟，此沟向外移行于乙状窦沟，末端续于颈静脉孔。颅后窝前外侧壁有内耳门，通内耳道。

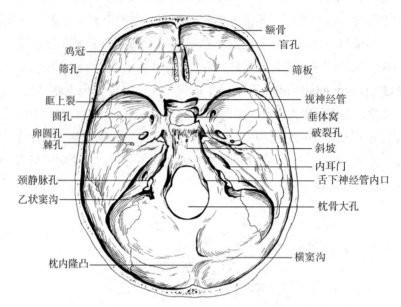

图 1-16　颅底内面观

（五）颅底外面观

颅底外面的前部有骨腭，腭后有鼻后孔。后部正中有枕骨大孔，后上方有枕外隆凸（external occipital protuberance）。枕骨大孔两侧有椭圆形的枕髁。枕髁的根部有舌下神经管外口，前外侧有颈静脉孔（jugular foramen），此孔的前方有颈动脉管外口。在乳突前内侧有一细长的突起叫茎突，二者之间有茎乳孔（图 1-17）。颧弓根部后方有下颌窝，窝前的突起，称关节结节。

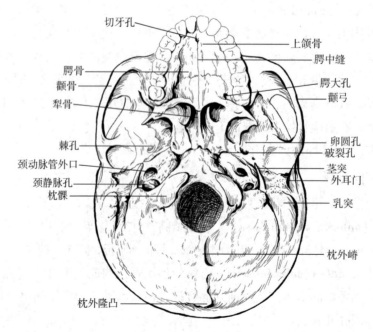

图 1-17　颅底外面观

颅骨的重要的骨性标志：颧弓、翼点、乳突、枕外隆凸、下颌角。

四、新生儿颅骨的特征

胎儿时期由于脑及感觉器官比咀嚼器官和呼吸器官，特别是鼻旁窦和上、下颌骨发育早，所以脑颅比面颅大得多。新生儿面颅是脑颅的1/8，而成人的面颅是脑颅的1/4。新生儿颅有许多骨尚未完全发育，特别是颅顶各骨交接处，仍为结缔组织膜连接，这些交接处的间隙，称颅囟（cranial fontanelles）（图1-18）。最大的囟位于矢状缝与冠状缝相接处，呈菱形，称前囟（anterior fontanelle）。位于矢状缝与人字缝会合处，呈三角形，称后囟（posterior fontanelle）。前囟一般在生后1~2岁闭合，其余各囟都在生后2~3个月闭合。

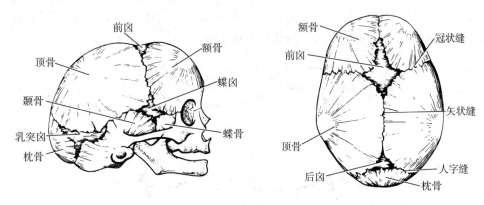

图1-18 新生儿颅

扫码"学一学"

知识链接

颅囟的意义

颅囟闭合的时间可作为了解婴儿发育状况的标志。囟闭合延迟，可能与营养不良有关。前囟正常时平坦，扣之柔软，可见其随脉搏而跳动。如颅内压增高时则膨隆（如急性脑膜炎、脑积水等），颅内压低时下陷（如严重脱水等），因此在新生儿观察和触摸前囟的状态已成为判断颅内压高低的重要指标和窥测疾病的"窗口"。患佝偻病或脑积水时，前、后囟均延迟闭合。

第四节 上肢骨

在漫长的进化过程中，由于人类身体直立，上下肢分工不同，上肢变得细小，更适合于劳动。上肢骨包括上肢带骨和自由上肢骨。

一、上肢带骨

上肢带骨包括锁骨和肩胛骨。

1. 锁骨（clavicle） 横架于胸廓前上方，全长均可触及，是重要的骨性标志。锁骨呈

"～"形，上面平滑，下面粗糙。内侧端粗大，称胸骨端，与胸骨柄相关节；外侧端扁平，称肩峰端，与肩胛骨的肩峰相关节。锁骨内 2/3 段凸向前，外 1/3 段凸向后（图 1-19）。锁骨的外、中 1/3 交界处较细，骨折易发生于此处。锁骨是上肢骨唯一与躯干骨构成关节的骨，它对固定上肢、支持肩胛骨、便于上肢灵活的运动起重要作用。此外，还对行经其下方的上肢大血管和神经起保护作用。

2. 肩胛骨（scapula） 为三角形扁骨，位于胸廓后外侧上份，介于第 2~7 肋之间，有两面、三缘和三角（图 1-20）。前面微凹，称肩胛下窝；后面有横行隆起，称肩胛冈，其外侧端扁平，称肩峰，是肩部最高点。肩胛骨上、下方的浅窝，分别称冈上窝和冈下窝。上缘最短，外侧有肩胛切迹，更外侧有弯曲呈指状的突起称喙突；内侧缘对向脊柱；外侧缘较厚，对向腋窝。上角平对第二肋骨；下角平对第七肋，易于触及，是计数肋的骨性标志；外侧角形成关节面，称关节盂，与肱骨头相关节。

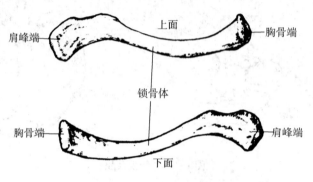

图 1-19 锁骨（右侧）

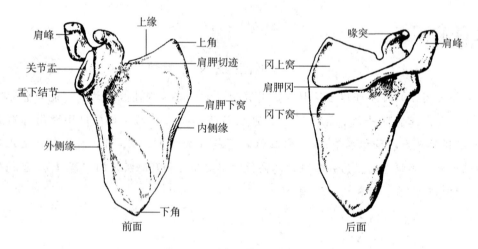

图 1-20 肩胛骨（右侧）

二、自由上肢骨

自由上肢骨包括肱骨、尺骨、桡骨和手骨。

1. 肱骨（humerus） 是位于臂部的长骨（图 1-21）。上端膨大，有半球形的肱骨头，与肩胛骨的关节盂相关节。头周围的环行浅沟，称解剖颈 anatomical neck。在肱骨头的外侧和前方的隆起，称大结节和小结节。上端与体交界处较细，称外科颈 surgical neck，为较易发生骨折的部位。

肱骨体中部外侧面有粗糙的三角肌粗隆，是三角肌的附着处。其后内侧有一条由内上斜向外下的浅沟，称桡神经沟 sulcus for radial nerve，其内有桡神经走行。肱骨中段骨折时易损伤此神经。

下端的内、外侧各有一突起，分别称为内上髁和外上髁，二者在体表均可触及，是上肢重要的体表标志。下端前面外侧部有半球状的肱骨小头，与桡骨相关节；内侧部有与尺骨相关节的肱骨滑车 trochlea of humerus；在滑车后面的上方有鹰嘴窝。内上髁后方的浅沟称尺神经沟，尺神经由此经过。

2. 尺骨（ulna） 位于前臂内侧，分一体两端（图 1-22）。上端大，前面有半月形的深凹，称滑车切迹，与肱骨滑车相关节。切迹的前下方和后上方各有一突起，分别称冠突和鹰嘴。冠突外侧面的浅凹称桡切迹，与桡骨头环状关节面相关节。尺骨体呈棱柱形。下端称尺骨头，周缘有环状关节面，与桡骨的尺切迹相关节。尺骨头后内侧有向下突出的尺骨茎突，是重要的体表标志。

3. 桡骨（radius） 位于前臂外侧，分一体两端（图 1-22）。上端细小，称桡骨头 head of radius，头的上面微凹与肱骨小头相关节。头周缘有环状关节面与尺骨相关节，头下稍细部分称桡骨颈。桡骨体呈三棱柱形。桡骨下端膨大，其外侧部向下突出称桡骨茎突，在体表可触及，是重要的体表标志；下端内侧面的关节面称尺切迹，与尺骨头相关节；下端下面有腕关节面与腕骨相关节。

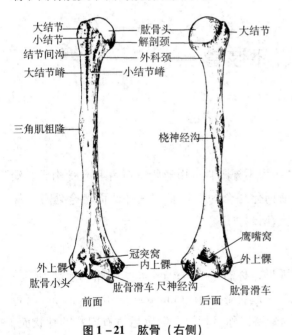

图 1-21　肱骨（右侧）　　　　　图 1-22　桡骨和尺骨（右前面）

4. 手骨 包括腕骨、掌骨和指骨（图 1-23）。

（1）腕骨（carpal bone） 8 块，排成远、近两横列。每列 4 块。近侧列由桡侧至尺侧依次为手舟骨、月骨、三角骨和豌豆骨，远侧列依次为大多角骨、小多角骨、头状骨和钩骨。

（2）掌骨（metacarpal bone） 5 块，由桡侧向尺侧分别称第 1~5 掌骨。每块掌骨由近及远分底、体和头三部分。

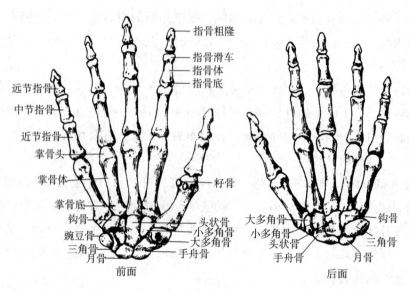

图 1-23 手骨（右侧）

（3）指骨（phalanges） 共 14 节，除拇指为两节外，其余各指均为三节，由近侧向远侧分别为近节指骨、中节指骨和远节指骨。

上肢骨重要的骨性标志：锁骨、肩胛冈、肩峰、肩胛下角、肱骨内上髁、肱骨外上髁、尺神经沟、尺骨鹰嘴和桡骨茎突。

第五节 下肢骨

下肢骨包括下肢带骨和自由下肢骨。

一、下肢带骨

下肢带骨即髋骨（hip bone）（图 1-24），为不规则骨。由髂骨、耻骨和坐骨构成。幼年时 3 块骨借软骨相连，到 15 岁后软骨逐渐钙化融合为 1 块骨。其外侧面融合处有一深窝，称髋臼（acetabulum）。髋臼的下部有一大孔，称闭孔。

（一）髂骨

髂骨（ilium）位于髋骨的后上部，上缘弧形，称髂嵴（iliac crest）。髂嵴的前端为髂前上棘，后端为髂后上棘。髂嵴向最外侧的粗糙突起称髂结节（tubercle of iliac crest）。髂骨内面为一大浅窝，称髂窝，窝的下界是弧形的骨嵴，称弓状线。髂窝后方有粗糙的耳状面，与骶骨的耳状面相关节。

下肢骨重要的骨性标志：髂嵴、髂前上棘、髂后上棘、髂结节。

扫码"学一学"

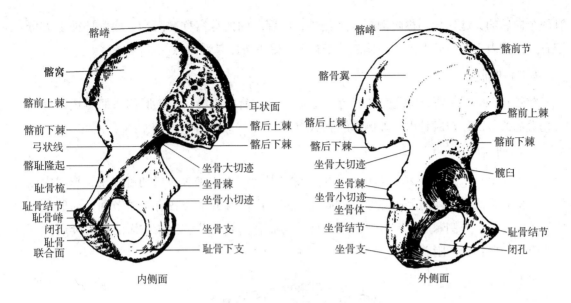

图 1 - 24 髋骨

（二）坐骨

坐骨（ischium）位于髋骨的后下部，分坐骨体和坐骨支。坐骨体构成髋臼的后下部，肥厚粗壮，体向后下延续为坐骨支。坐骨支下端粗大，称坐骨结节（ischial tuberosity），在体表可触及，是重要的骨性标志。坐骨体后缘有一锥状突起称坐骨棘，其上、下方的凹陷分别称坐骨大切迹和坐骨小切迹。

（三）耻骨

耻骨（pubis）位于髋骨的前下部，分耻骨体和上、下两支。耻骨体构成髋臼的前下部，向前下延伸为耻骨上支，再转向后下续为耻骨下支。耻骨上、下支移行处的内侧面称耻骨联合面。耻骨上支上缘的骨嵴称耻骨梳，耻骨上支的前端有一突起，称耻骨结节是重要的骨性标志。

二、自由下肢骨

自由下肢骨包括股骨、髌骨、胫骨、腓骨和足骨。

（一）股骨

股骨（femur）（图 1 - 25）位于股部，是人体最长最粗壮的长骨。上端有朝向内上方的股骨头与髋臼相关节，头中央有股骨头凹，是股骨头韧带附着处。头下外侧较细部为股骨颈，体与颈交界处外上方的隆起称股骨大转子，内下方隆起称股骨小转子。

股骨体呈圆柱形，稍向前凸，前面光滑，后面的纵行骨嵴称粗线，此线上端偏外侧的粗糙隆起称臀肌粗隆，为臀大肌的附着点。下端

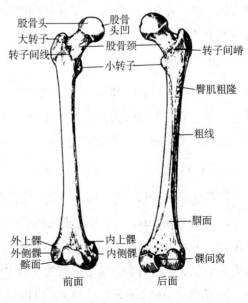

图 1 - 25 股骨（右侧）

有两个向后的突起，分别称内侧髁和外侧髁，两髁之间的深窝称髁间窝，两髁侧面上方分别有突出的内上髁与外上髁，在体表易于触及，是重要的骨性标志。

（二）髌骨

髌骨（patella）是全身最大的籽骨，上宽下尖，前面粗糙，位于股四头肌腱内，后面为光滑的关节面，与股骨内、外侧髁的髌面相关节。

（三）胫骨

胫骨（tibia）（图1-26）是位于小腿内侧的长骨。上端膨大，向两侧突出，形成内侧髁和外侧髁，两髁之间向上的隆起，称髁间隆起。两侧髁的上面各有上关节面，与股骨相应的髁相关节。外侧髁的后下方有腓关节面，与腓骨头相关节。上端前面的粗糙隆起称胫骨粗隆，是髌韧带的附着处。

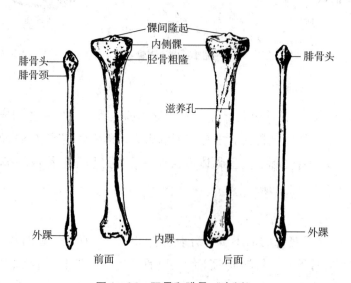

图1-26　胫骨和腓骨（右侧）

胫骨体呈三棱柱形，其前缘和内侧面都可在体表扪及。下端稍膨大，其内侧向下的突起，称内踝，在体表可触及，是重要的骨性标志；外侧面有三角形的腓切迹，与腓骨相接；底面有关节凹，与距骨相关节。

（四）腓骨

腓骨fibula（图1-26）居小腿外侧部的长骨，细长，上端称腓骨头，与胫骨相关节。体呈三棱柱形。下端膨大并向下突出形成外踝，在体表可触及，是重要的骨性标志，其内侧面是外踝关节面，与距骨相关节。

（五）足骨

足骨（bones of foot）（图1-27）包括跗骨、距骨和趾骨。

1. 跗骨（tarsus）　7块，排为前、中、后三列。后列包括位于前上方的距骨和后下方的跟骨；中列为足舟骨，前列由内侧至外侧依次为内侧楔骨、中间楔骨、外侧楔骨和骰骨。跗骨几乎占全足的后半，这与下肢的支持和负重功能有关。

2. 跖骨（metatarsus）　5块，由内侧向外侧分别为第1~5跖骨，其形态与掌骨相似。

3. 趾骨（phalanges of the foot）　14节，其形态、命名均与指骨相同。

下肢骨重要的骨性标志：髂嵴、髂结节、髂前上棘、耻骨结节、坐骨结节、股骨大转子、髌骨、腓骨头、胫骨粗隆、内踝、外踝和跟骨结节。

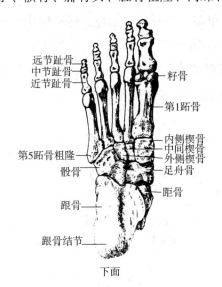

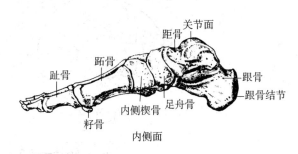

图 1-27 足骨

知识链接

骨髓穿刺的部位和目的

骨髓穿刺的目的是抽取红骨髓，以了解造血功能，查找病原微生物或寄生虫。扁骨、不规则骨的骨松质内（如髂骨、胸骨等）的红骨髓终身存在。因此，临床上常在这些部位进行骨髓穿刺。

髂骨穿刺点：髂前上棘后上方 5~7 cm 处的隆起称髂结节，是较理想的骨髓穿刺部位。

胸骨穿刺点：胸骨柄上部宽而肥厚，由胸骨柄上缘，即颈静脉切迹中点沿胸骨纵轴方向向下进针，深度 1~1.5 cm；或于胸骨前面穿刺，在胸骨柄与胸骨体交界处稍上方，针尖朝向上后方，针与胸骨成 30^0~50^0 夹角，深度不超过 1.5 cm，以免损伤纵隔内的重要器官。

第六节　骨连结概述

学习目标

1. **掌握**　关节的基本结构和辅助结构；脊柱的组成、椎间盘的结构；肩关节、肘关节、桡腕关节、髋关节、膝关节、踝关节的组成、结构特点及运动。

2. **熟悉**　颞下颌关节的组成及结构特点；胸廓的组成、形态和运动。

3. **了解**　骨盆的组成；分部和性别差异。

4. 通过学习本章内容对正常人骨连结有所了解，为临床疾病学习打好基础。

扫码"学一学"

骨与骨之间借纤维结缔组织、软骨或骨相连，构成骨连结。按骨连结的连结形式不同可分为直接连结和间接连结两类（图1-28）。

直接连结：直接连结的特点是骨与骨之间借结缔组织、软骨或骨相连，活动度小，无间隙。如颅骨之间的骨缝、椎骨之间的椎间盘和骶椎间的结合等。

间接连结：间接连结又称关节（articulation）或滑膜关节（synovial joint），其特点是骨与骨之间借其周围的结缔组织囊相连，相连骨之间有腔隙，运动范围较大。

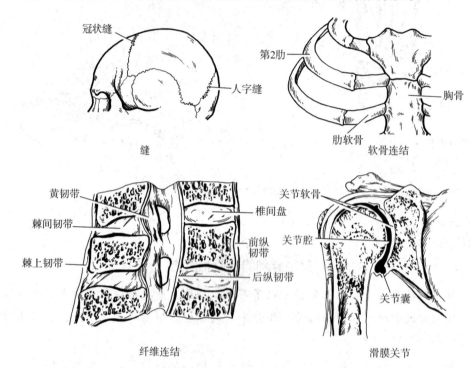

图1-28 骨连结的类型

一、关节的基本结构

每个关节都具备关节面、关节囊和关节腔三种基本结构（图1-29）。

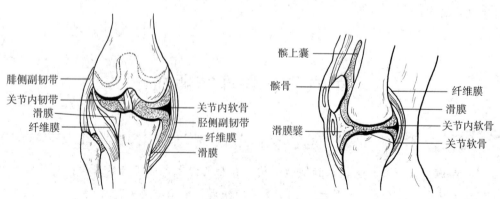

图1-29 关节的基本结构

1. 关节面（articular surface） 是构成关节各骨的邻接面，通常为一凹一凸，凸面称关节头，凹面称关节窝。关节面有关节软骨覆盖，表面光滑，具有弹性，有减少摩擦和缓冲震荡的作用。

2. 关节囊（articular capsule）　为结缔组织囊，附着于关节面周缘的骨面上，可分为外层和内层。外层为纤维膜，厚而坚韧；内层为滑膜层，薄而柔软，衬贴于纤维层内面，并附于关节软骨周缘，能产生滑液，润滑关节腔和营养关节软骨。

3. 关节腔（articular cavity）　是关节囊滑膜层与关节软骨之间围成的密闭腔隙，内含少量滑液，可减少运动时关节面之间的摩擦。腔内为负压，对维持关节的稳定性起一定的作用。

二、关节的辅助结构

某些关节除具备上述基本结构外，还另有一些辅助结构，以增加关节的稳固性和灵活性，如韧带、关节盘和关节唇等。

1. 韧带（ligament）　由致密结缔组织构成，根据其与关节囊的关系分为囊内韧带和囊外韧带，可加强关节的稳定性和限制关节的运动幅度。

2. 关节盘（articular disc）　为垫于关节面之间的纤维软骨板，周缘附着于关节囊。使两骨关节面更加相互适应，增加了关节的稳固性和灵活性。此外关节盘有一定弹性，具有缓冲作用。

3. 关节唇（articular labrum）　是附着于关节窝周缘的纤维软骨环，具有加深关节窝、增加接触面积和稳固关节的作用。

三、关节的运动

1. 屈（flexion）和伸（extension）　是关节绕冠状轴进行的运动。一般两骨之间的角度变小为屈，反之为伸。

2. 内收（adduction）和外展（abduction）　是关节矢状轴进行的运动，运动时骨向正中矢状面靠近称内收，反之为展。

3. 旋内（medial rotation）和旋外（lateral rotation）　是关节绕垂直轴进行的运动，运动时，骨的前面转向内侧为旋内，反之为旋外。在前臂，将手背向前旋转的运动为旋前pronation，向后旋转则为旋后supination。

4. 环转（circumduction）　是屈、外展、伸和内收依次连续的运动。

第七节　躯干骨的连结

躯干骨借骨连结分别构成脊柱和胸廓。

一、脊柱的连结

脊柱（vertebral column）位于背部正中，成人由24块椎骨、1块骶骨和1块尾骨通过骨连结构成。其中央的椎管容纳脊髓。脊柱具有支持体重、保护脊髓和内脏的功能，并能进行多种运动。

（一）椎骨间的连结

椎骨间的连结包括椎体间的连结和椎弓间的连结（图1-30）。

1. 椎体间的连结

（1）椎间盘　是连结于相邻两椎体之间的纤维软骨盘，由中央的髓核和周围的纤维环

扫码"学一学"

组成。髓核位于盘的中央稍偏后，是柔软富有弹性的胶状物质；纤维环是围绕髓核的多层纤维软骨环，坚韧而有弹性。椎间盘可承受压力，吸收震荡，减缓冲击，保护脑组织。

（2）前纵韧带　为紧贴于全部椎体和椎间盘前面的纵行韧带，可限制脊柱过度后伸。

（3）后纵韧带　为紧贴于全部椎体和椎间盘后面的纵行韧带，可限制脊柱过前屈。

2. 椎弓间的连结　黄韧带连结相邻两椎弓板间，由弹性纤维构成，参与围成椎管后壁；棘上韧带，为连结相邻各棘突尖的纵行韧带；棘间韧带为连结相邻各棘突之间的短韧带。以上3种韧带都有限制脊柱过度前屈的作用。

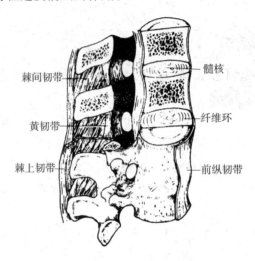

图 1 - 30　椎骨间的连接

（二）脊柱的整体观（图 1 - 31）

1. 脊柱前面观　椎体自上而下逐渐增大，这种变化与脊柱承受重力的变化密切相关。

2. 脊柱后面观　所有椎骨的棘突连贯成纵嵴。颈椎棘突短而分杈；胸椎棘突长而倾向后下方，呈叠瓦状，棘突间隙较窄；腰椎棘突呈板状，水平伸向后，棘突间隙较宽。

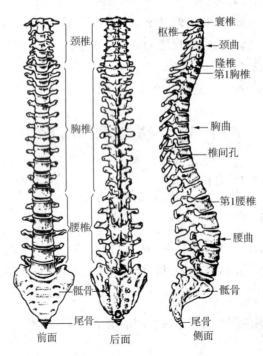

图 1 - 31　脊柱的整体观

3. 脊柱侧面观 可见 4 个生理性弯曲，其中颈曲和腰曲凸向前，胸曲和骶曲凸向后。脊柱的弯曲使脊柱具有弹性，对步行或跳跃中所产生的震动起缓冲作用，并有利于维持身体平衡。

（三）脊柱的运动

脊柱在相邻两个椎体之间的运动幅度很小，但从整个脊柱来看，各个椎骨之间运动的总和可使运动幅度加大。脊柱可作前屈、后伸、侧屈、旋转和环转运动。由于颈部和腰部运动灵活，脊柱损伤也以这两处较为多见。

二、胸廓的连结

胸廓（thorax）（图 1－32）由 12 个胸椎、12 对肋和 1 个胸骨及它们之间的骨连结构成。

成人胸廓呈左右略宽，前后略扁的圆锥形，有上、下两口。上口较小，由第 1 胸椎、第 1 肋和胸骨柄上缘围成，是颈部与胸部之间的通道；下口较大，由第 12 胸椎、第 12 肋、第 11 肋、肋弓及剑突围成。两侧肋弓在中线相交形成的向下开放的角，称胸骨下角。相邻两肋之间的间隙称肋间隙，共 11 对。

胸廓除有支持和保护胸、腹腔脏器功能外，还参与呼吸运动。吸气时，在肌肉的作用下，肋的前部抬高，伴以胸骨上升，从而加大了胸廓的前后径；肋上提时，肋体向外扩展，加大胸廓的横径，使胸廓容积增大。呼气时，在重力和肌肉作用下，胸廓做相反的运动，使胸腔容积减小，胸腔容积的改变则促进了肺的呼吸。

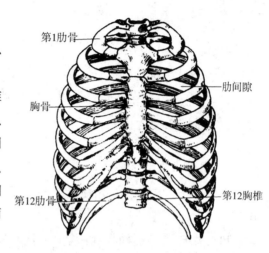

第1肋骨　肋间隙　胸骨　第12肋骨　第12胸椎

图 1－32　胸廓

📖 **知识链接**

"鸡胸"是如何形成的

胸廓的形状和大小与年龄、性别、体形及健康状况等因素有关。新生儿胸廓横径与前后径相近，呈桶状；随年龄增大和呼吸运动的加强，胸廓的横径增大。13～15 岁开始出现性别差异。成人女性的胸廓短而圆，各径线均小于男性。老人的胸廓因肋软骨钙化，弹性减小，运动减弱，使胸廓变长变扁。佝偻病儿童，因缺乏钙盐而骨组织疏松，易变形，致胸廓的前、后径增大，胸骨明显突出，形成"鸡胸"。慢性支气管炎、肺气肿和哮喘病的患者，因长期咳嗽，胸廓各径增大而成"桶状胸"。

三、颅骨的连结

各颅骨之间多借缝、软骨或骨性结合相连结，连结极为牢固。唯下颌骨借颞下颌关节与颞骨相连。颞下颌关节又称下颌关节，由颞骨的下颌窝及关节结节与下颌骨下颌头构成（图 1－33）。关节囊松弛，外侧有韧带加强。囊内有关节盘，将关节腔分割成上、下两部分。颞下颌关节属联合关节，可使下颌骨作上提、下降和前、后、侧方运动。关节囊的前部较薄弱，若张口过大时，下颌头可能滑至关节结节的前方，造成下颌关节脱位。

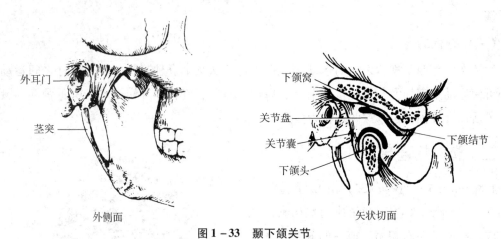

图 1-33　颞下颌关节

四、上肢骨的连结

（一）上肢带骨的连结

上肢带骨的连结包括胸锁关节和肩锁关节，它们均属微动关节，主要起支持和连接作用。

1. 胸锁关节　由胸骨的锁切迹与锁骨的胸切迹构成，是上肢骨与躯干骨之间唯一的骨连结，起固定和传导力的作用。关节囊坚韧，并有韧带加强。

2. 肩锁关节　由肩胛骨的肩峰与锁骨的肩峰端构成。在锁骨与肩胛骨喙突之间有一条坚强的喙锁韧带，它不仅能防止肩胛骨的内移，且能限制其下降，为稳定肩锁关节的重要结构。

（二）自由上肢骨的连结

1. 肩关节（shoulder joint）　由肱骨头和肩胛骨的关节盂构成（图 1-34）。关节盂小而浅，其周缘有软骨性的盂唇加深关节窝，肱骨头大而圆。肩关节囊薄而松弛，分别附着于关节盂的周缘和肱骨解剖颈，其前部、上部和后部有韧带和肌腱加强，下部较薄弱，故肩关节脱位常向下方。

肩关节是全身最灵活的关节，可做屈、伸、内收、外展、旋内、旋外及环转运动。

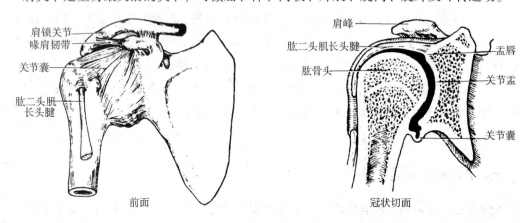

图 1-34　肩关节

2. 肘关节（elbow joint） 由肱骨下端和桡、尺骨上端组成，包括 3 个关节，即肱尺关节、肱桡关节和桡尺近侧关节（图 1-35）。

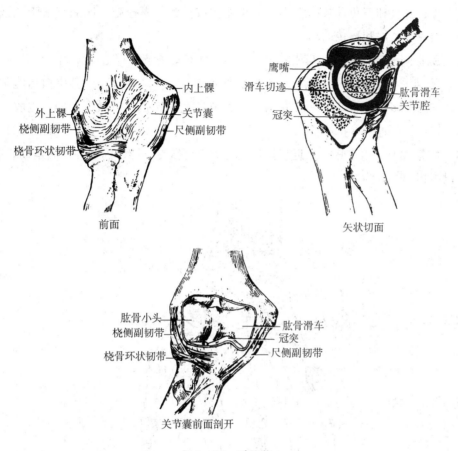

图 1-35　肘关节

（1）肱尺关节（humeroulnar joint）　由肱骨滑车和尺骨的滑车切迹构成。

（2）肱桡关节（humeroradial joint）　由肱骨小头和桡骨头关节凹构成。

（3）桡尺近侧关节（proximal radioulnar joint）　由桡骨头的环状关节面和尺骨的桡切迹构成。

上述 3 个关节包在一个关节囊内。囊的前、后壁薄而松弛。内、外侧壁有尺侧副韧带和桡侧副韧带加强，桡骨环状关节面的周围有桡骨环状韧带，包绕桡骨头，防止桡骨头脱位。

肘关节的运动以肱尺关节为主，可做屈、伸运动。在幼儿，由于桡骨头未发育完全，环状韧带松弛，在肘关节伸直位猛力向外上方牵拉幼儿的前臂时，桡骨头可部分从下方脱出，造成桡骨头半脱位。

3. 前臂骨连结 前臂桡、尺骨借桡尺近侧关节、桡尺远侧关节和前臂骨间膜相连。联合运动时，以上 3 者可使前臂旋前和旋后（图 1-36）。

4. 手骨的连结 手部关节甚多，皆以相邻骨的名称命名，

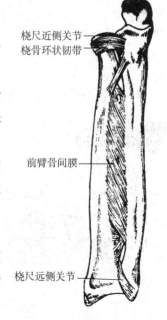

图 1-36　前臂骨间的连接

如桡腕关节、腕骨间关节、腕掌关节、掌指关节等（图1-37）。

（1）桡腕关节　又称腕关节 wrist joint 由桡骨的腕关节面和尺骨下端的关节盘构成关节窝，手舟骨、月骨和三角骨共同组成关节头而构成。关节囊松弛，四周有韧带加强。可做屈、伸、内收、外展和环转运动。

（2）腕骨间关节　为腕骨互相之间的连结，属微动关节。

（3）腕掌关节　由远侧列腕骨与5个掌骨底构成。活动度较小。其中拇指腕掌关节最为重要，它由大多角骨和第1掌骨底构成。关节囊宽大松弛，可做屈、伸、内收、外展和对掌运动。

（4）掌指关节　由掌骨头与近节指骨底构成，可做屈、伸、内收和外展运动。手指收、展运动以中指的中轴为准。

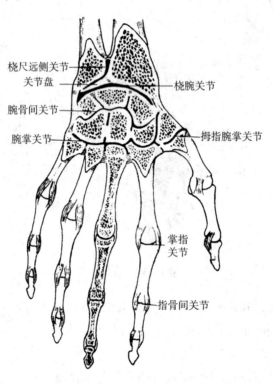

图1-37　手关节

（5）指骨间关节　由相邻指骨底和头构成。关节囊松弛，只能做屈、伸运动。

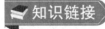

知识链接

肘后三角关系

肱骨内、外上髁和尺骨鹰嘴在体表均可触及，当肘关节伸直时，此三点在一条直线上，当肘关节屈曲至90°时，此三点的连线构成一个尖朝下的等腰三角形。肘关节发生后脱位时鹰嘴向后上移位，三点的位置关系发生改变。

五、下肢骨的连结

（一）下肢带骨的连接

1. 骶髂关节（sacroiliac joint）　由骶骨与髂骨的耳状面构成。两关节面对合紧密，关节囊紧张，周围有韧带加强，尤以后方的骶髂骨间韧带最为强韧，牢固地将两骨的粗隆连在一起。骶髂关节结构牢固，活动度极小，以适应下肢支持体重的功能。女性在妊娠后期，在激素的作用下，关节囊及韧带松弛，活动度可略增大，从而扩大盆腔，利于分娩。

2. 耻骨联合（pubic symphysis）　由左、右耻骨联合面借耻骨间盘连结而成。女性的耻骨间盘较厚，其内有一矢状裂隙，在分娩时可有轻度分离。

3. 骨盆（pelvis）　由左、右髋骨与骶骨、尾骨连结而成（图1-38）。骨盆被骶骨岬、弓状线、耻骨梳、耻骨嵴和耻骨联合上缘所围成的界线（linea terminalis）分为大骨盆和小骨盆。大骨盆在界线以上，由第5腰椎和两侧的髂骨翼构成，参与腹腔的围成。小骨盆是界线以下的部分，有上、下两口。骨盆上口即界线；骨盆下口由尾骨、骶结节韧带、坐骨结节、坐骨支、耻骨下支和耻骨联合下缘围成。两侧耻骨下支和坐骨支在耻骨联合下方连成耻骨弓，所形成的夹角称耻骨下角。骨盆上、下口之间的腔，称骨盆腔，容纳和保护盆内器官。在女性，骨盆还是胎儿娩出的产道。

由于女性骨盆与妊娠和分娩机能有关，故骨盆的性别差异显著（表1-1）。

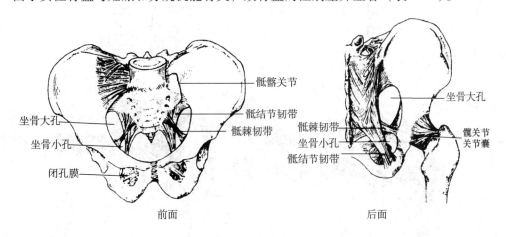

前面　　　　　　　　　　　　　　　后面

图1-38　盆骨的链接

表1-1　骨盆的性别差异

	男性	女性
骨盆形状	较窄长	较短窄
骨盆上口	心形	椭圆形
骨盆下口	较狭小	较宽大
骨盆腔	漏斗形	圆桶形
骶骨	窄长、曲度大	宽短、曲度小
骶骨峡	前突明显	前突不显
耻骨下角	70°~75°	90°~100°

4. 骨盆的固有韧带连结　骨盆的固有韧带主要有两条，即骶结节韧带和骶棘韧带。骶

结节韧带位于骨盆后部，呈扇形连于骶骨和坐骨结节之间。骶棘韧带位于骶结节韧带的前方，连于骶骨和坐骨棘之间。这两条韧带将坐骨大、小切迹围成坐骨大孔和坐骨小孔，孔内有肌肉、血管和神经等通过。

（二）自由下肢骨的连结

1. 髋关节（hip joint） 由髋臼与股骨头构成（图1-39）。髋臼深，周缘附有髋臼唇以增加关节窝的深度。髋关节囊厚而坚韧，股骨颈的前面全部包在囊内，后面仅包裹股骨颈的内侧2/3。因此，股骨颈骨折有囊内、囊外和混合性骨折之分。关节囊周围有韧带加强，其中以前方的髂股韧带最为强厚。囊后下部相对薄弱，故髋关节发生脱位时，股骨头大多脱向后下方。关节囊内有股骨头韧带，内有股骨头的营养血管。

髋关节可做屈、伸、收、展、旋内、旋外和环转运动。由于髋关节关节窝较深，关节囊坚韧紧张，并受多条韧带限制，其运动幅度较肩关节小，但具有较大的稳定性，以适应下肢负重行走功能的需要。

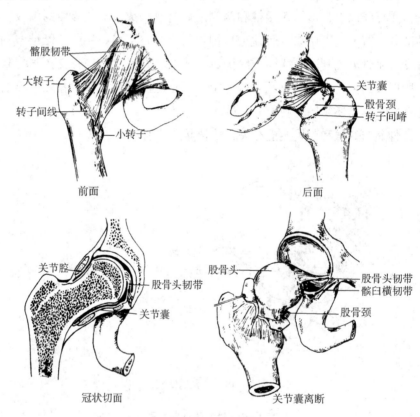

图1-39 髋关节

2. 膝关节（knee joint） 由股骨下端、胫骨上端和髌骨构成，是人体最大、最复杂的关节（图1-40）。膝关节囊薄而松弛，其前方有股四头肌肌腱形成的髌韧带加强，两侧分别有腓侧副韧带和胫侧副韧带加强。囊内有前、后交叉韧带，将股骨与胫骨牢固相连，除前交叉韧带能防止胫骨向前移位，后交叉韧带能防止胫骨向后移位外，还可限制膝关节的过伸、过屈及旋转活动。

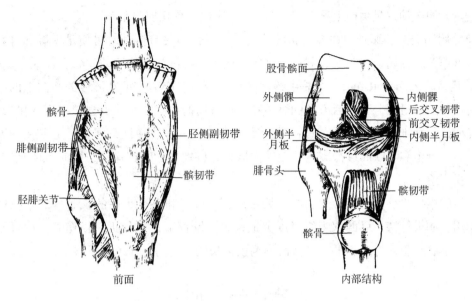

图1-40 膝关节

在股骨与胫骨的关节面之间垫有两块半月板。内侧半月板呈"C"形，外侧半月板近似"O"形（图1-41）。半月板上面凹陷，下面平坦，外缘厚，内缘薄。半月板不仅增强关节窝的深度，而且在跳跃和剧烈活动时还可起缓冲作用。

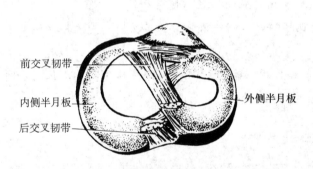

图1-41 膝关节半月板（上面）

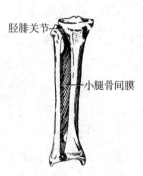

图1-42 小腿骨的链接

膝关节的运动主要是屈和伸，在半屈位时，还可作轻微的旋转运动。

3. 胫腓骨的连结 胫、腓二骨连结紧密，其上端构成微动的胫腓关节，中部有小腿骨间膜相连，下端借韧带相连。故胫腓骨之间几乎不能作任何运动（图1-42）。

4. 足骨的连结 类似手骨，包括距小腿关节、跗骨间关节、跗跖关节、跖骨间关节、跖趾关节和足趾间关节（图1-43）。

（1）距小腿关节（talocrural joint） 又称踝关节（ankle joint），由胫、腓两骨的下端与距骨滑车构成。关节囊前、后部松弛，两侧有韧带加强，内侧韧带较坚固（或称三角韧带），外侧韧带较薄弱。足过度内翻可致外侧韧带损伤。踝关

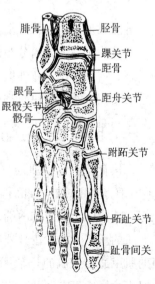

图1-43 足关节

节能做屈、伸运动，足尖向上称背屈（伸），足尖向下称跖屈（屈）。

（2）跗跖关节、跖骨间关节　属微动关节。跗骨间关节运动时可使足内翻和外翻。跖趾关节可作轻微的屈、伸和收、展运动。趾骨间关节可做屈、伸运动。

5. 足弓（arches of foot）　是由跗骨和跖骨借关节连结在足底形成的凸向上的弓形结构称为足弓。足弓可分为前后方向的纵弓和内外方向的横弓。足弓像建筑学上的拱形结构，坚固轻便，加之维持足弓的关节、韧带，使足弓具有很好的弹性，因此，足弓保证人体站立时稳固、行走和跳跃时缓冲震荡，使体内器官，特别是脑受到保护，同时也使足底血管、神经免受压迫。

足弓的维持除靠足底各骨间连结的韧带外，足底肌和通过足底的长肌腱的牵拉也起着重要作用。如果维持足弓的软组织过度劳损、先天发育不良或骨折、损伤等，均可导致足弓塌陷，足底平坦，形成扁平足，从而影响正常功能。

第八节　肌

扫码"学一学"

学习目标

1. **掌握**　骨骼肌的分类，膈、肋间内外肌的位置、形态和作用；躯干、头颈、四肢的肌性标志，胸锁乳突肌、背阔肌、胸大肌、三角肌、肱二头肌、臀大肌、股四头肌、小腿三头肌的位置和作用；股三角的位置和内容。

2. **熟悉**　骨骼肌的结构、起止和作用；背肌、胸肌、咀嚼肌的名称、位置和作用；腹直肌鞘、白线的构成，腹股沟管的位置、构成及内容物。

3. **了解**　骨骼肌的辅助结构；腹前外侧群各肌的名称、位置及作用；表情肌的配布及作用；手肌、足肌的分群和作用。

4. 通过学习本章内容对正常人体骨骼肌及骨骼肌辅助结构有所了解，为临床疾病的学习以及与患者的沟通打好基础。

骨骼肌是运动系统的动力部分，绝大多数附着于骨骼，少数附着于皮肤，后者亦称为皮肌。骨骼肌在人体内分布极为广泛，有600多块，约占体重的40%。每块肌都具有一定的形态、结构、位置和辅助装置，执行一定的功能，有丰富的血管和淋巴管分布，并接受神经的支配，所以每块肌都可视为一个器官。

一、肌的形态和构造

每块骨骼肌包括肌腹（muscle belly）和肌腱（tendon）两部分。肌腹主要由肌纤维（即肌细胞）组成，色红而柔软。肌腱主要由平行致密的胶原纤维束构成，色白、强韧而无收缩功能，位于肌腹的两端，肌借腱附着于骨骼。

肌的形态多样，按其外形大致可分为长肌、短肌、扁肌和轮匝肌四种（图1-44）。长肌的肌束通常与肌的长轴平行，收缩时肌显著缩短，可引起大幅度的运动，多见于四肢。短肌小而短，具有明显的节段性，收缩幅度较小，多见于躯干深层。扁肌宽扁呈薄片状，多见于胸腹壁，除运动功能外还兼有保护内脏的作用，其肌腱呈薄膜状，称腱膜（aponeurosis）。轮匝肌主要由环形的肌纤维构成，位于孔裂的周围，收缩时可以关闭孔裂。

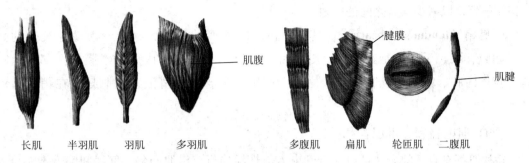

长肌　　半羽肌　　羽肌　　多羽肌　　　　多腹肌　　扁肌　　轮匝肌　　二腹肌

图 1－44　肌的形态

（一）肌的起止、配布和作用

肌通常以两端附着在两块或两块以上的骨面上，中间跨过一个或多个关节（图 1－45）。肌收缩时使两骨彼此靠近或分离而产生运动。一般来说，两块骨必定有一块骨的位置相对固定，而另一块骨相对地移动。通常把接近身体正中面或四肢部靠近近侧的附着点看作肌肉的起点（origin）或定点（fixed attachment）；把另一端则看作为止点（insertion）或动点（movable attachment）。肌肉的定点和动点在一定条件下可以相互转换。

每一个关节至少配布有两组运动方向完全相反的肌，这些在作用上相互对抗的肌称为拮抗肌（antagonist）。而在一个关节的同侧，具有相同功能的两组或多组肌，其功能相同，互相协同，称为协同肌。

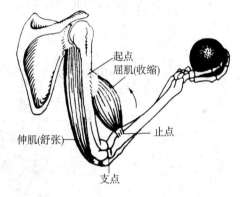

起点
屈肌(收缩)

伸肌(舒张)　　　　　　止点

支点

图 1－45　肌的附着和作用示意图

（二）肌的命名

肌按形状、大小、位置、起止点或作用等命名。如斜方肌、三角肌等是按形状命名的；冈上肌、冈下肌、骨间肌等是按位置命名的；肱二头肌、股四头肌等是按肌的形态结构和部位综合命名的；胸大肌、腰大肌等又以大小和位置综合命名；胸锁乳突肌、胸骨舌骨肌等是按其起止点命名的；旋后肌、大收肌等是按作用命名的；腹外斜肌、腹横肌是根据位置和肌束的方向命名的。

（三）肌的辅助装置

在肌的周围有辅助装置协助肌的活动，具有保持肌的位置、减少运动时的摩擦和保护等功能，包括筋膜、滑膜囊和腱鞘。

1. 筋膜（fascia）　遍布全身，分浅筋膜和深筋膜两种。

（1）浅筋膜（superficial fascia）　又称皮下筋膜，位于真皮之下，由疏松结缔组织构成，内含脂肪、血管和神经等。临床上皮下注射即将药物注入此层。

（2）深筋膜（deep fascia）　又称固有筋膜，位于浅筋膜的深面，由致密结缔组织构成，它包被体壁、四肢的肌和血管神经等。深筋膜与肌的关系非常密切，在四肢，深筋膜插入肌群之间，并附着于骨，构成肌间隔。深筋膜还包绕血管、神经形成血管神经鞘。在肌数目众多而骨面不够广阔的部位，它可供肌附着作为肌的起点。

2. 滑膜囊（synovial bursa） 为封闭的结缔组织囊，壁薄，内有滑液，多位于腱与骨面相接触处，以减少两者之间的摩擦。

3. 腱鞘（tendinous sheath） 是包围在肌腱外面的鞘管，存在于活动性较大的部位，如腕、踝、手指和足趾等处。腱鞘可分外层的纤维层和内层的滑膜层两部分。腱鞘滑膜层的脏、壁两层互相移行，之间为腔隙，内含少量滑液，使肌腱能在鞘内自由滑动。

（四）肌的血管、淋巴管和神经

每块肌都有自己的血液供应，血管束多与神经伴行，沿肌间隔、筋膜间隙行走，分支进入肌门，经反复分支，最后在肌内膜形成包绕肌纤维的毛细血管网，然后由毛细血管网汇入微静脉和小静脉离开肌门。肌的淋巴回流始于肌的毛细淋巴管，它们位于肌外膜和肌束膜内，离肌后沿途伴 随静脉回流，并汇入较大的淋巴管中。每块肌的神经多与主要的血管束伴行，入肌部位取决于该肌的肌纤维排列和长度，主要有两种形式，一种与肌纤维平行，如梭形肌；另一种与肌纤维垂直，如阔肌。

二、头肌

头肌可分为面肌和咀嚼肌两部分（图 1-46）。

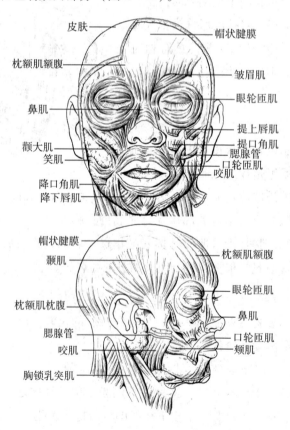

图 1-46 头肌

（一）面肌

面肌为扁薄的皮肌，位置浅表，大多起自颅骨的不同部位，止于面部皮肤，主要分布于面部口、眼、鼻等孔裂周围，可分为环形肌和辐射肌两种，有闭合或开大上述孔裂的作用，同时牵动面部皮肤显示喜怒哀乐等各种表情，故面肌又叫表情肌。

1. 枕额肌（occipitofrontalis） 阔而薄，它由两个肌腹和中间的帽状腱（galea aponeurotica）构成。前方的肌腹位于额部皮下，称额腹，后方的肌腹位于枕部皮下，称枕腹，它们与颅部的皮肤和皮下组织紧密结合共同组成头皮，与深部的骨膜隔以疏松的结缔组织。枕腹起自枕骨，额腹止于眉部皮肤。枕腹可向后牵拉帽状腱膜，额腹收缩时可提眉并使额部皮肤出现皱纹。

2. 眼轮匝肌（orbicularis oculi） 位于眼裂周围，呈扁椭圆形，分眶部、睑部、泪囊部。睑部纤维可眨眼，与眶部纤维共同收缩使眼裂闭合。泪囊部纤维可扩大泪囊，使囊内产生负压，以利泪液的引流。

3. 口周围肌 包括辐射状肌和环形肌。辐射状肌分别位于口唇的上、下方，能上提上唇、降下唇或拉口角向上、向下或向外。在面颊深部有一对颊肌（buccinator），此肌紧贴口腔侧壁，可以外拉口角，并使唇、颊紧贴牙齿，帮助咀嚼和吸吮，与口轮匝肌共同作用，能做吹口哨的动作，故又叫吹奏肌。环绕口裂的环形肌称口轮匝肌（orbicularis oris），收缩时闭口，并使上、下唇与牙贴紧。

（二）咀嚼肌

咀嚼肌包括咬肌、颞肌、翼外肌和翼内肌，配布于下颌关节周围，参加咀嚼运动。

1. 咬肌（masseter） 起自颧弓的下缘和内面，纤维斜向后下止于咬肌粗隆，收缩时上提下颌骨。

2. 颞肌（temporalis） 起自颞窝，肌束如扇形向下会聚，通过颧弓的深面，止于下颌骨的冠突，收缩时使下颌骨上提，后部纤维使下颌骨向后。

3. 翼内肌（medial pterygoid） 起自翼窝，纤维方向同咬肌，止于下颌角内面的翼肌粗隆，收缩时上提下颌骨，并使其向前运动。

4. 翼外肌（lateral pterygoid） 在颞下窝内，起自蝶骨大翼的下面和翼突的外侧面，向后外止于下颌颈和颞下颌关节的关节盘等处。收缩时拉颞下颌关节的关节盘连同下颌头向前至关节结节的下方，做张口运动，一侧作用时使下颌移向对侧。

三、颈肌

颈以斜方肌前缘分为前、后两部，前部为狭义的颈，后部为项部。颈肌可依其所在位置分为颈浅肌和颈外侧肌、颈前肌、颈深肌三群。

（一）颈浅肌和颈外侧肌

颈浅肌和颈外侧肌如图 1-47 所示。

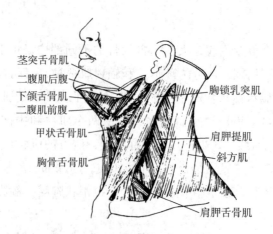

图 1 - 47 颈浅肌群（左侧）

1. 颈阔肌（platysma） 位于颈部浅筋膜中，为一皮肌，薄而宽阔，起自胸大肌和三角肌表面的筋膜，向上止于口角。作用：拉口角向下，并使颈部皮肤出现皱折。

2. 胸锁乳突肌（sternocleidomastoid） 起自胸骨柄前面和锁骨的胸骨端，二头会合斜向后上方，止于颞骨的乳突，在颈部形成明显的标志。作用：一侧肌收缩使头向同侧倾斜，脸转向对侧；两侧收缩可使头后仰。一侧病变使肌挛缩时，可引起斜颈。

（二）颈前肌

颈前肌包括舌骨上肌群和舌骨下肌群（图 1 - 48）。

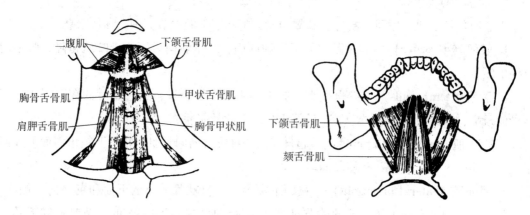

图 1 - 48 舌骨上肌群和舌骨下肌群

1. 舌骨上肌群 在舌骨与下颌骨之间，每侧 4 块肌。

（1）二腹肌（digastric） 在下颌骨的下方，有前、后二腹。前腹起自下颌骨二腹肌窝，斜向后下方；后腹起自乳突内侧，斜向前下；两个肌腹以中间腱相连，中间腱借筋膜形成的滑车系于舌骨。

（2）下颌舌骨肌（mylohyoid） 二腹肌前腹深部的三角形扁肌，起自下颌骨，止于舌骨，与对侧下颌舌骨肌会合于正中线，组成口腔底。

（3）茎突舌骨肌（stylohyoid） 居二腹肌后腹之前上并与之伴行，起自茎突，止于舌骨。

（4）颏舌骨肌（geniohyoid） 在下颌舌骨肌深面，起自颏棘，止于舌骨。

舌骨上肌群的作用：当舌骨固定时，下颌舌骨肌、颏舌骨肌和二腹肌前腹均能拉下颌骨向下而张口。吞咽时，下颌骨固定，舌骨上肌群收缩上提舌骨，使舌升高，推挤食团入咽，并关闭咽峡。

2. 舌骨下肌群 位于颈前部，在舌骨下方正中线的两侧，居喉、气管、甲状腺的前方，每侧有 4 块肌，分浅、深两层排列，各肌均依起止点命名。

（1）胸骨舌骨肌（sternohyoid） 为薄片带状肌，在颈部正中线的两侧。

（2）肩胛舌骨肌（omohyoid） 在胸骨舌骨肌的外侧，为细长带状肌，分为上腹和下腹，由位于胸锁乳突肌下部深面的中间腱相连。

（3）胸骨甲状肌（sternothyroid） 在胸骨舌骨肌深面。

（4）甲状舌骨肌（thyrohyoid）在胸骨甲状肌的上方，被胸骨舌骨肌遮盖。

舌骨下肌群的作用：下降舌骨和喉，甲状舌骨肌在吞咽时可提喉使之靠近舌骨。

（三）颈深肌

颈深肌可分成内、外侧两群。现仅介绍外侧群（图 1 - 49）。

外侧群位于脊柱颈段的两侧，有前斜角肌（scalenus anterior）、中斜角肌

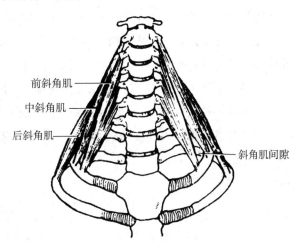

图 1 - 49 斜角肌和斜角肌间隙

（scalenus medius）和后斜角肌（scalenus posterior）。各肌均起自颈椎横突，其中前、中斜角肌止于第 1 肋，后斜角肌止于第 2 肋。前、中斜角肌与第 1 肋之间的空隙为斜角肌间隙（scalene fissure），有锁骨下动脉和臂丛神经通过。前斜角肌肥厚或痉挛可压迫这些结构，产生相应症状，称前斜角肌综合征。作用：一侧肌收缩，使颈侧屈；两侧肌同时收缩可上提第 1、2 肋助深吸气。如肋骨固定，则可使颈前屈。

四、躯干肌

躯干肌可分为背肌、胸肌、膈、腹肌和会阴肌。会阴肌（包括盆肌）在生殖系统中描述。

（一）背肌

背肌包括背浅肌、背深肌及背部筋膜（图 1 - 50）。

1. 背浅肌

（1）斜方肌（trapezius） 位于项部和背上部的浅层，为三角形的扁肌，左右两侧合在一起呈斜方形，故而得名。该肌起自上项线、枕外隆凸、项韧带、第 7 颈椎和全部胸椎的棘突，止于锁骨的外侧 1/3、肩峰和

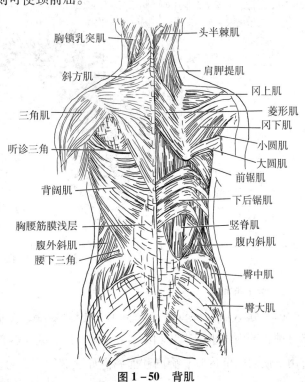

图 1 - 50 背肌

肩胛冈。作用：使肩胛骨向脊柱靠拢，上部肌束可上提肩胛骨，下部肌束使肩胛骨下降。如果肩胛骨固定，一侧肌收缩使颈向同侧屈、脸转向对侧，两侧同时收缩可使头后仰。该肌瘫痪时，产生"塌肩"。

（2）背阔肌（latissimus dorsi）　为全身最大的扁肌，位于背的下半部及胸的后外侧，以腱膜起自下6个胸椎的棘突、全部腰椎的棘突、骶正中嵴及髂嵴后部等处，肌束向外上方集中，经肱骨的内侧至其前方，止于肱骨小结节嵴。作用：使肱骨内收、旋内和后伸。当上肢上举固定时，可引体向上。

2. 背深肌　背深肌主要有竖脊肌（erector spinae），又称骶棘肌为背肌中最长、最大的肌，纵列于躯干的背面、脊柱两侧的沟内，起自骶骨背面和髂嵴的后部，向上分出三群肌束，沿途止于椎骨和肋骨，向上可到达颞骨乳突。作用：使脊柱后伸和仰头，一侧收缩使脊柱侧屈。

3. 背部筋膜　被覆于斜方肌和背阔肌表面的深筋膜较薄弱，但在竖脊肌周围的筋膜特别发达，称胸腰筋膜（thoracolumbar fascia），其包裹在竖脊肌和腰方肌的周围，在腰部筋膜明显增厚，由于腰部活动度大，在剧烈运动中，胸腰筋膜常可扭伤，为腰背劳损病因之一。

> 📖 **知识链接**
>
> ### 肌皮瓣为什么多用背阔肌
>
> 　　斜方肌、背阔肌位置表浅，面积大，临床常用部分斜方肌皮瓣（上部或下部）修复头颈部组织缺损。背阔肌是临床上应用最多的肌皮瓣，可用于修复大面积组织缺损、肌肉功能重建等。

（二）胸肌

胸肌可分为两群，一群为胸上肢肌，位于胸壁的前面及侧面浅层，为阔肌，止于上肢带骨或肱骨；一群为胸固有肌，参与胸壁的构成（图1-51）。

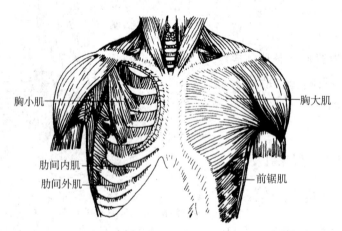

图1-51　胸肌

1. 胸上肢肌

（1）胸大肌（pectoralis major）　位置表浅，宽而厚，呈扇形，覆盖胸廓前壁的大部，起自锁骨的内侧半、胸骨和第1~6肋软骨等处，各部肌束聚合向外，止于肱骨大结节嵴。作用：使肩关节内收、旋内和前屈。如上肢固定，可上提躯干，也可提肋助吸气。

（2）胸小肌（pectoralis minor）　位于胸大肌深面，呈三角形，起自第 3～5 肋，止于肩胛骨的喙突。作用：拉肩胛骨向前下方。当肩胛骨固定时，可上提肋以助吸气。

（3）前锯肌（serratus anterior）　为宽大的扁肌，位于胸廓侧壁，以数个肌齿起自上 8 个或 9 个肋骨，肌束斜向后上内，经肩胛骨的前方，止于肩胛骨内侧缘和下角。作用：拉肩胛骨向前和紧贴胸廓，下部肌束使肩胛骨下角旋外，助臂上举，当肩胛骨固定时，可上提肋骨助深吸气。若此肌瘫痪，则肩胛骨下角离开胸廓而突出于皮下，称为"翼状肩"，此时不能完全上举臂或做向前推的动作。

2. 胸固有肌

（1）肋间外肌（intercostales externi）　共 11 对，位于各肋间隙的浅层，起自肋骨下缘，肌束斜向前下，止于下一肋骨的上缘。作用：提肋以助吸气。

（2）肋间内肌（intercostales interni）　位于肋间外肌的深面，起自下位肋骨的上缘，止于上位肋骨的下缘，肌束方向与肋间外肌相反。作用：降肋助呼气。

（三）膈

膈（diaphragm）是由颈部的肌节迁移至胸腹腔之间而形成的向上膨隆呈穹窿形的扁肌（图 1－52），膈的肌纤维起自胸廓下口的周缘和腰椎前面。

膈上有三个裂孔：在第 12 胸椎体前方，左右两个膈脚与脊柱之间有主动脉裂孔，有主动脉和胸导管通过；主动脉裂孔的左前上方，约在第 10 胸椎水平，有食管裂孔，有食管和迷走神经通过；在食管裂孔的右前上方的中心腱内有腔静脉孔，约在第 8 胸椎水平，有下腔静脉通过。

膈为主要的呼吸肌，收缩时，膈穹窿下降，胸腔容积扩大，以助吸气；松弛时，膈穹窿上升恢复原位，胸腔容积减小，以助呼气。膈与腹肌同时收缩，则能增加腹压，协助排便、呕吐、咳嗽、喷嚏及分娩等活动。

（四）腹肌

腹肌位于胸廓与骨盆之间，参与腹壁的组成，按其部位可分为前外侧群、后群两部分（图 1－53）。

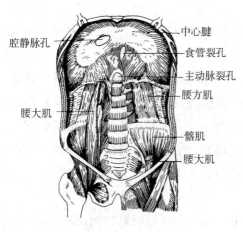

图 1－52　膈肌

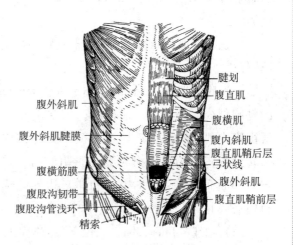

图 1－53　腹前外侧壁肌

1. 前外侧群　前外侧群构成腹腔的前外侧壁，包括腹直肌和三块宽阔的扁肌（腹外斜肌、腹内斜肌和腹横肌）。

（1）腹外斜肌（obliquus externus abdominis）　为宽阔扁肌，位于腹前外侧部的浅层，以 8 个肌齿起自下 8 个肋骨的外面，肌纤维斜向前下，后部肌束向下止于髂嵴前部，其余肌束向内移行于腱膜，经腹直肌的前面，并参与构成腹直肌鞘的前层，至腹正中线终于白线。腹外斜肌腱膜的下缘卷曲增厚连于髂前上棘与耻骨结节之间，称为腹股沟韧带。在耻骨结节外上方，腱膜形成三角形的裂孔，为腹股沟管浅（皮下）环。

（2）腹内斜肌（obliquus internus abdominis）　在腹外斜肌深面。起始于胸腰筋膜、髂嵴和腹股沟韧带的外侧 1/2，肌束方向与腹外斜肌垂直，大部分肌束向前上方延为腱膜，在腹直肌外侧缘分为前、后两层包裹腹直肌，参与构成腹直肌鞘的前层及后层，在腹正中线终于白线。腹内斜肌下部的肌束行向前下，越过精索前面，延为腱膜，与腹横肌的腱膜会合形成腹股沟镰（inguinal falx）或称联合腱（conjoint tendon），止于耻骨梳的内侧端及耻骨结节附近。腹内斜肌的最下部发出一些细散的肌纤维，包绕精索、睾丸和阴囊，称为提睾肌，收缩时可上提睾丸。

（3）腹横肌（transversus abdominis）　在腹内斜肌深面，起自下 6 个肋软骨的内面、胸腰筋膜、髂嵴和腹股沟韧带的外侧 1/3，肌束横行向前延为腱膜，腱膜越过腹直肌后面参与组成腹直肌鞘后层，止于白线。腹横肌最下部的肌束和腱膜下缘的内侧部分分别参与构成提睾肌和腹股沟镰。

（4）腹直肌（rectusabdominis）　位于腹前壁正中线的两旁，居腹直肌鞘中，起自耻骨联合和耻骨嵴，肌束向上止于胸骨剑突和第 5～7 肋软骨的前面。肌的全长被 3～4 条横行的腱划分成几个肌腹。在腹直肌的后面，腱划不明显，未与腹直肌鞘的后层愈合，所以腹直肌的后面是完全游离的。

2. 后群　有腰大肌和腰方肌，腰大肌将在下肢中叙述。

腰方肌（quadratus lumborum）位于腹后壁，在脊柱两侧，其内侧有腰大肌，其后方有竖脊肌，腰方肌的前后面被胸腰筋膜的深层和中层所包裹，并与其他肌肉相分割，该肌起自髂嵴的后部，向上止于第 12 肋和第 1～4 腰椎横突。作用：下降和固定第 12 肋，并使脊柱侧屈。

3. 腹肌的肌间结构　为外侧群腱膜的衍生结构，包括腹直肌鞘、白线、腹股沟管和海氏三角。

（1）腹直肌鞘（sheath of rectus abdominis）　包绕腹直肌，由腹前外侧壁三块扁肌的腱膜形成。鞘分前、后两层，前层由腹外斜肌腱膜与腹内斜肌腱膜的前层构成；后层由腹内斜肌腱膜的后层与腹横肌腱膜构成。在脐以下 4～5 cm 处三块扁肌的腱膜全部转到腹直肌的前面构成腹直肌鞘的前层，使后层缺如，因此，腹直肌鞘的后层由于腱膜中断而形成一凸向上方的弧形边界线称弓状线或半环线，此线以下腹直肌后面与腹横筋膜相贴。

（2）白线（linea alba）　位于腹前壁正中线上，为左右腹直肌鞘之间的隔，由两侧三层扁肌腱膜的纤维交织而成，上方起自剑突，下方止于耻骨联合，中部有脐环。白线坚韧而少血管，因此腹部手术常可用作正中切口的部位。

（3）腹股沟管（inguinal canal）　为男性精索或女性子宫圆韧带所通过的一条肌和腱

之间的裂隙，位于腹前外侧壁的下部，在腹股沟韧带内侧半的上方，由外上斜贯向内下，长约4.5 cm。管的内口称腹股沟管深（腹）环，在腹股韧带中点上方约1.5 cm处，为腹横筋膜向外的突口，其内侧有腹壁下动脉。管的外口即腹股沟管浅（皮下）环。管有四个壁，前壁是腹外斜肌腱膜和腹内斜肌；后壁是腹横筋膜和腹股沟镰；上壁为腹内斜肌和腹横肌的弓状下缘；下壁为腹股沟韧带。此管为腹股沟斜疝的好发部位。

（4）海氏（腹股沟）三角（inguinal or Hesselbach triangle） 位于腹前壁下部，是由腹直肌外侧缘、腹股沟韧带和腹壁下动脉围成的三角区。若腹腔内容物从此处膨出，则为腹股沟直疝。

五、四肢肌

（一）上肢肌

上肢肌分为肩肌、臂肌、前臂肌和手肌。

1. 肩肌 配布于肩关节周围，均起自上肢带骨，止于肱骨，能运动肩关节并能增强关节的稳固性（图1-54）。

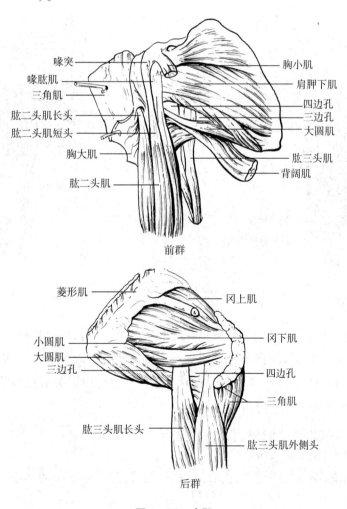

喙突　喙肱肌　三角肌　肱二头肌长头　肱二头肌短头　胸大肌　肱二头肌　胸小肌　肩胛下肌　四边孔　三边孔　大圆肌　肱三头肌　背阔肌　前群

菱形肌　小圆肌　大圆肌　三边孔　肱三头肌长头　冈上肌　冈下肌　四边孔　三角肌　肱三头肌外侧头　后群

图1-54 肩肌

（1）三角肌（deltoid） 位于肩部，呈三角形。起自锁骨的外侧段、肩峰和肩胛冈，止于肱骨体外侧的三角肌粗隆，使肩部呈圆隆形。作用：外展肩关节，前部肌束可以使肩关节屈和旋内，后部肌束能使肩关节伸和旋外。

（2）冈上肌（supraspinatus） 位于斜方肌深面，起自肩胛骨的冈上窝，肌束向外经肩峰和喙肩韧带的下方，跨越肩关节，止于肱骨大结节的上部。作用：使肩关节外展。

（3）冈下肌（infraspinatus） 位于冈下窝内，肌的一部分被三角肌和斜方肌覆盖。起自冈下窝，肌束向外经肩关节后面，止于肱骨大结节的中部。作用：使肩关节旋外。

（4）小圆肌（teres minor） 位于冈下肌的下方，起自肩胛骨外侧缘背面，止于肱骨大结节的下部。作用：使肩关节旋外。

（5）大圆肌（teres major） 位于小圆肌的下方，其下缘后面被背阔肌遮盖。该肌起自肩胛骨下角的背面，肌束向上外方或经臂的内侧、肱三头肌长头的前面，止于肱骨小结节嵴。作用：使肩关节内收和旋内。

2. 臂肌 覆盖肱骨，以内侧和外侧两个肌间隔分隔成前、后两群，前群为屈肌，后群为伸肌（图1-55）。

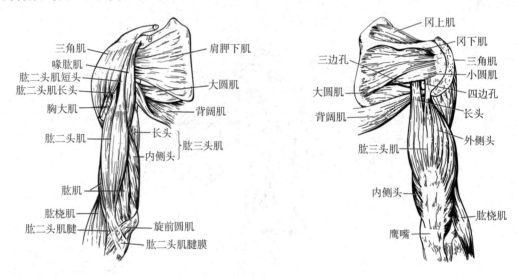

图 1-55 臂肌

（1）前群

①肱二头肌（biceps brachii）：呈梭形，起端有二个头，长头以长腱起自肩胛骨盂上结节，通过肩关节囊，经结节间沟下降；短头在内侧，起自肩胛骨喙突，两头在臂的下部合并成一个肌腹，向下移行为肌腱，止于桡骨粗隆。作用：屈肘关节；当前臂在旋前位时，能使其旋后。此外还能协助屈肩关节。

②喙肱肌（coracobrachialis）：在肱二头肌短头的后内方，起自肩胛骨喙突，止于肱骨中部的内侧。作用：协助肩关节屈和内收。

③肱肌（brachialis）：位于肱二头肌的深面，起自肱骨体下半的前面，止于尺骨粗隆。作用：屈肘关节。

（2）后群 肱三头肌（triceps brachii）起端有三个头，长头以长腱起自肩胛骨盂下结节，向下行经大、小圆肌之间；外侧头与内侧头分别起自肱骨后面桡神经沟的外上方和内下方的骨面，三个头向下以一坚韧的肌腱止于尺骨鹰嘴。作用：伸肘关节，长头还可使肩关节后伸和内收。

3. 前臂肌　位于尺、桡骨的周围，分为前（屈肌）、后（伸肌）两群，主要运动腕关节、指骨间关节。除了屈、伸肌外，还配布有旋肌。前臂肌大多数是长肌，肌腹位于近侧，细长的腱位于远侧，所以前臂的上半部膨隆，下半部逐渐变细。

（1）前群　共9块肌，除肱桡肌起自肱骨外上髁外，其他均以屈肌总腱起自肱骨内上髁以及前臂深筋膜（图1-56）。

①浅层：有6块肌，自桡侧向尺侧依次为：肱桡肌、旋前圆肌、桡侧腕屈肌、掌长肌、尺侧腕屈肌、指浅屈肌。

肱桡肌（brachioradialis）：起自肱骨外上髁的上方，向下止于桡骨茎突。作用：屈肘关节。

旋前圆肌（pronator teres）：止于桡骨外侧面的中部。作用：使前臂旋前、屈肘关节。

桡侧腕屈肌（flexor carpi radialis）：以长腱止于第2掌骨底。作用：屈肘、屈腕和使腕外展。

掌长肌（palmaris longus）：肌腹很小而腱细长，连于掌腱膜。作用：屈腕和紧张掌腱膜。

尺侧腕屈肌（flexor carpi ulnaris）：止于豌豆骨。作用为屈腕和使腕内收。

指浅屈肌（flexor digitorum superficialis）：起自肱骨内上髁、尺骨和桡骨前面，肌束往下移行为四条肌腱，通过腕管和手掌，分别进入第2~5指的屈肌腱鞘，每一个腱分为两脚，止于中节指骨体的两侧。作用：屈近侧指骨间关节、屈掌指关节和屈腕。

②深层：共3块，分别为拇长屈肌、指深屈肌、旋前方肌（图1-57）。

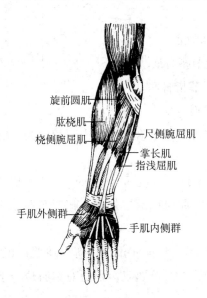

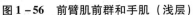

图1-56　前臂肌前群和手肌（浅层）

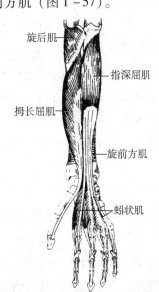

图1-57　前臂肌前群和手肌（深层）

拇长屈肌（flexor pollicis longus）位于外侧半，起自桡骨前面和前臂骨间膜，以长腱通过腕管和手掌，止于拇指远节指骨底。作用：屈拇指指骨间关节和掌指关节。

指深屈肌（flexor digitorum profundus）位于内侧半，起自尺骨的前面和前臂骨间膜，向下分成四条肌腱，经腕管入手掌，在指浅屈肌腱的深面分别进入第 2～5 指的屈肌腱鞘，在鞘内穿经指浅屈肌腱二脚之间，止于远节指骨底。作用：屈第 2～5 指的远侧指骨间关节、近侧指骨间关节、掌指关节和屈腕。

旋前方肌（pronator quadratus）是方形的小肌，贴在桡、尺骨远端的前面，起自尺骨，止于桡骨。作用：使前臂旋前。

（2）后群 共 10 块肌，分为浅、深两层排列（图 1-58）。

①浅层：有 5 块肌，以一个共同的腱即伸肌总腱起自肱骨外上髁以及邻近的深筋膜，自桡侧向尺侧依次如下。

桡侧腕长伸肌（extensor carpi radialis longus）向下以其长腱至手背，止于第 2 掌骨底。作用主要为伸腕，还可使腕外展。

桡侧腕短伸肌（extensor carpi radialis brevis）在桡侧腕长伸肌的后内侧，止于第 3 掌骨底。作用为伸腕、腕外展。

指伸肌（extensor digitorum）肌腹向下移行为四条肌腱，经手背，分别到 2～5 指。在手背远侧部，掌骨头附近，四条腱之间有腱间结合相连，各腱到达指背时向两侧扩展为扁的腱膜，称指背腱膜，止于中节和远节指骨底。作用为伸指和伸腕。

小指伸肌（extensor digiti minimi）是一条细长的肌，附于指伸肌内侧，肌腱移行为指背腱膜，止于小指中节和远节指骨底。作用为伸小指。

尺侧腕伸肌（extensor carpi ulnaris）止于第 5 掌骨底，作用为伸腕，使腕内收。

②深层：也有 5 块肌，除旋后肌外其余 4 肌皆起自桡、尺骨和骨间膜的背面，且作用同其名。从上外向下内依次如下。

旋后肌（supinator）位置较深，起自尺骨近侧，肌纤维斜向下外并向前包绕桡骨，止于桡骨上 1/3 的前面。作用为使前臂旋后。

拇长展肌（abductor pollicis longus）止于第 1 掌骨底。

拇短伸肌（extensor pollicis brevis）止于拇指近节指骨底。

拇长伸肌（extensor p11icis longus）止于拇指远节指骨底。

示指伸肌（extensor indicis）止于示指的指背腱膜。

4. 手肌 手的固有肌位于手的掌侧，短小而数目多，分为外侧、中间和内侧三群（图 1-59）。

（1）外侧群较为发达，在手掌拇指侧形成一隆起，称鱼际（thenar），有 4 块肌，分浅、深两层排列。浅层外侧有拇短展肌，内侧有拇短屈肌；深层外侧有拇对掌肌，内侧有拇收肌。各肌作用与其名称一致。

（2）内侧群在手掌小指侧，形成一隆起称小鱼际（hypothenar），有 3 块肌，也分浅、深两层排列。浅层内侧的是小指展肌，浅层外侧的是小指短屈肌，小指对掌肌位于上述两肌深面。各肌作用与其名称一致。

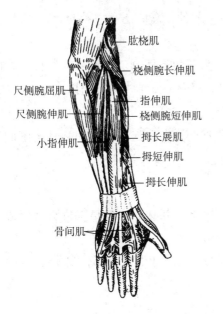

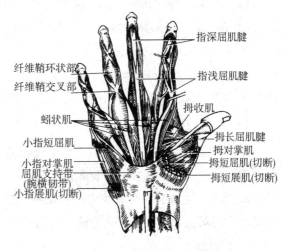

图1-58　前臂肌后群（浅层）　　　　　图1-59　手肌（前面）

（3）中间群位于掌心，包括蚓状肌和骨间肌。

①蚓状肌（lumbricales）　为4条细束状小肌，起自指深屈肌腱桡侧，经掌指关节桡侧至第2~5指的背面，止于指背腱膜。作用：屈掌指关节、伸指骨间关节。

②骨间肌（interossei）　（图1-60）位于掌骨间隙内，3块骨间掌侧肌起自2、4、5掌骨，止于该指的指背腱膜。作用为使第2、4、5指向中指靠拢（内收）。4块骨间背侧肌位于4个掌骨间隙的背侧，各有两头起自相邻骨面，止于第2指的桡侧、第3指的桡侧及尺侧、第4指尺侧的指背腱膜。作用：以中指为中心能展第2、3、4指。

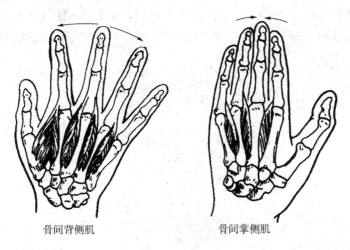

骨间背侧肌　　　　　　　骨间掌侧肌

图1-60　骨间肌及其作用

5. 上肢的局部记载

（1）腋窝（axillary fossa）　位于臂上部内侧和胸外侧壁之间的锥形空隙，有顶、底和前、后、内侧及外侧四个壁。前壁为胸大、小肌；后壁为肩胛下肌、大圆肌、背阔肌和肩胛骨；内侧壁为上部胸壁和前锯肌；外侧壁为喙肱肌、肱二头肌短头和肱骨。顶即上口，由锁骨、肩胛骨的上缘和第1肋围成的三角形间隙，由颈部通向上肢的腋动、静脉和臂丛等即经腋窝上口进入腋窝。底由腋筋膜和皮肤构成。此外，窝内还有大量的脂肪及淋巴结、淋巴管等。

（2）肘窝（cubital fossa）　位于肘关节前面，为三角形凹窝。外侧界为肱桡肌，内侧界为旋前圆肌，上界为肱骨内、外上髁之间的连线。窝内主要结构自外向内有肱二头肌腱、肱动脉及其分支、正中神经。

（3）腕管（carpal canal）　位于腕掌侧，由屈肌支持带即腕横韧带和腕骨沟围成。管内有手指浅、深屈肌腱、拇长屈肌腱和正中神经通过。

（二）下肢肌

下肢肌可分为髋肌、大腿肌、小腿肌和足肌。由于下肢功能主要是维持直立姿势、支持体重和行走，故下肢肌比上肢肌粗壮。

1. 髋肌　主要起自骨盆的内面和外面，跨过髋关节，止于股骨上部，主要运动髋关节。按其所在的部位和作用，可分为前、后两群。

（1）前群

①髂腰肌（iliopsoas）：由腰大肌和髂肌组成。腰大肌 psoas major 起自腰椎体侧面和横突。髂肌 iliacus 呈扇形，位于腰大肌的外侧，起自髂窝。两肌向下会合，经腹股沟韧带深面，止于股骨小转子。作用：使髋关节屈和旋外。下肢固定时，可使躯干屈，如仰卧起坐。

②阔筋膜张肌（tensor fasciae latae）：位于大腿上部前外侧，起自髂前上棘，肌腹在阔筋膜两层之间，向下移行于髂胫束，止于胫骨外侧髁。作用：使阔筋膜紧张并屈髋。

（2）后群

①臀大肌（gluteus maximus）：位于臀部浅层、大而肥厚，形成特有的臀部隆起，起自髂骨翼外面和骶骨背面，肌束斜向下外，止于髂胫束和股骨的臀肌粗隆。作用：使髋关节伸和旋外。下肢固定时，能伸直躯干，防止躯干前倾，是维持人体直立的重要肌肉。

②臀中肌（gluteus medius）：前上部位于皮下，后下部位于臀大肌的深面（图1-61）。

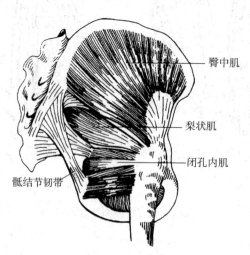

图1-61　髋肌后群（中层）

③臀小肌（gluteus minimus）：位于臀中肌的深面，臀中肌、臀小肌都呈扇形，皆起自髂骨翼外面，肌束向下集中形成短腱，止于股骨大转子。作用：使髋关节外展，前部肌束能使髋关节旋内，后部肌束则使髋关节旋外（图1-62）。

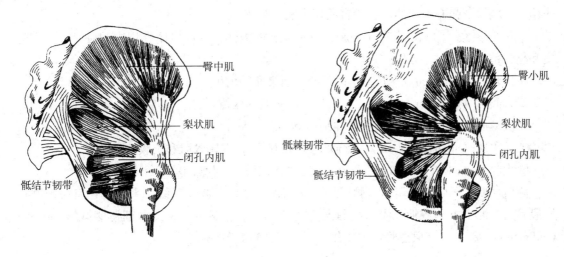

图 1 – 62　髋肌后群（深层）

④梨状肌（piriformis）：自盆内骶骨前面，纤维向外出坐骨大孔达臀部，止于股骨大转子。作用：使髋关节外展和旋外（图 1 – 61、图 1 – 62）。

2. 大腿肌　分为前群、后群和内侧群（图 1 – 63、图 1 – 64）。

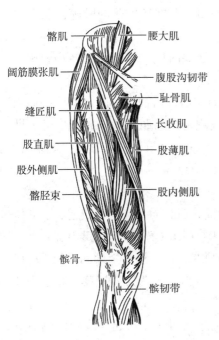

髋肌、大腿肌前群及内侧群（浅层）

图 1 – 63　大腿肌前群

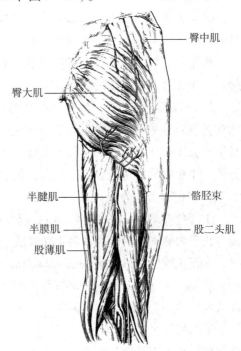

图 1 – 64　大腿肌后群

（1）前群

①缝匠肌（sartorius）：是全身最长的肌，呈扁带状，起于髂前上棘，经大腿的前面，斜向下内，止于胫骨上端的内侧面。作用：屈髋和屈膝关节。

②股四头肌（quadriceps femoris）：是全身最大的肌，有四个头，即股直肌、股内侧肌、股外侧肌和股中间肌。股直肌起自髂前下棘；股内侧肌、股外侧肌和股中间肌起自股骨体的前面。四个头向下形成一腱，包绕髌骨的前面和两侧，向下续为髌韧带，止于胫骨粗隆。

作用：是膝关节强有力的伸肌，股直肌还可屈髋关节。

（2）内侧群　内侧群共有5块肌，位于大腿的内侧，均起自闭孔周围的耻骨支、坐骨支和坐骨结节等骨面，分层排列。

①耻骨肌（pectineus）：长方形的短肌，髂腰肌的内侧。

②长收肌（adductor longus）：三角形，耻骨肌的内侧。

③股薄肌（gracilis）：长条肌，在最内侧。

④短收肌（adductor brevis）：近似三角形的扁肌，在耻骨肌和长收肌的深面。

⑤大收肌（adductor magnus）：在上述肌的深面，大而厚，呈三角形。

除股薄肌止于胫骨上端的内侧以外，其他各肌都止于股骨粗线，大收肌还有一个腱止于股骨内上髁上方的收肌结节，此腱与股骨之间形成一裂孔，称为收肌腱裂孔（adductor tendinous opening），有股血管通过。作用：主要使髋关节内收。

（3）后群

①股二头肌（biceps femoris）：位于股后部的外侧，有长、短两个头，长头起自坐骨结节，短头起自股骨粗线，两头会合后，以长腱止于腓骨头。

②半腱肌（semitendinosus）：位于股后部的内侧，肌腱细长，几乎占肌的一半，止于胫骨上端的内侧。

③半膜肌（semimembranosus）：在半腱肌的深面，上部是扁薄的腱膜，几乎占肌的一半，肌的下端以腱止于胫骨内侧髁的后面。

作用：后群3块肌可以屈膝关节、伸髋关节。屈膝时股二头肌可以使小腿旋外，而半腱肌和半膜肌使小腿旋内。

3. 小腿肌　可分为三群，前群在小腿骨间膜的前面，后群在小腿骨间膜的后面，外侧群在腓骨的外侧面。小腿肌的后群强大，与行走或跑时足的跖屈动作、产生巨大推动力以及维持人体直立姿势有关。因小腿旋转机能甚微，故缺乏回旋肌，其旋转机能来自大腿肌。另外，小腿肌的分化程度不如前臂，所以，肌的数目较前臂为少。

（1）前群有3块肌（图1-65）。

①胫骨前肌（tibialis anterior）：起自胫骨外侧面，肌腱向下穿经伸肌上、下支持带的深面，止于内侧楔骨内侧面和第1跖骨底。作用为伸踝关节（背屈）、使足内翻。

②趾长伸肌（extensor digitorum longus）：起自腓骨前面、胫骨上端和小腿骨间膜，向下经伸肌上、下支持带深面至足背分为四个腱到第2~5趾，成为趾背腱膜，止于中节、远节趾骨底。作用为伸踝关节、伸趾。

③蹈长伸肌（extensor hallucis longus）：位于上述两肌之间，起自腓骨内侧面下2/3和骨间膜，止于蹈趾远节趾骨底。作用为伸踝关节、伸蹈趾。

（2）外侧群有腓骨长肌（peroneus longus）和腓骨短肌（peroneus brevis）　两肌皆起自腓骨外侧面，腱均经外踝后方转向前，腓骨短肌腱向前止于第5跖骨粗隆，腓骨长肌腱绕至足底，斜行向足内侧，止于内侧楔骨和第1跖骨底（图1-66）。作用：使足外翻和屈踝关节（跖屈）。

（3）后群分浅、深两层。

①浅层（图1-67）有强大的小腿三头肌（triceps surae），浅表的两个头称腓肠肌（gastrocnemius），起自股骨内、外侧髁的后面，内、外侧头会合，约在小腿中点移行为腱性结构；位置较深的一个头是比目鱼肌（soleus），起自腓骨后面的上部和胫骨的比目鱼肌线，肌束向下移行为肌腱，和腓肠肌的腱合成粗大的跟腱（tendo calcaneus）止于跟骨。作用：

屈踝关节和屈膝关节。

②深层（图1-68）有3块肌，与前群肌相对应。

胫骨后肌（tibialis posterior）位于趾长屈肌和踇长屈肌之间，起自胫骨、腓骨和小腿骨间膜的后面，长腱经内踝之后、屈肌支持带深面到足底内侧，止于舟骨粗隆和内侧、中间及外侧楔骨。作用：屈踝关节和使足内翻。

趾长屈肌（flexor digitorum longus）位于胫侧，起自胫骨后面，它的长腱经内踝后方、屈肌支持带深面至足底，然后分为4条肌腱，止于第2～5趾的远节趾骨底。作用：屈踝关节和屈第2～5趾。

踇长屈肌（flexor hallucis longus）起自腓骨后面，长腱经内踝之后、屈肌支持带深面至足底，与趾长屈肌腱交叉，止于踇趾远节趾骨底。作用：屈踝关节和屈踇趾。

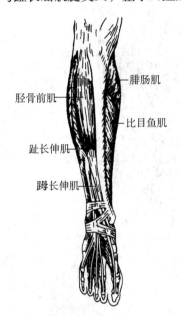

图1-65 小腿肌前群

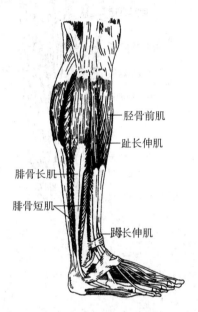

图1-66 小腿肌外侧群

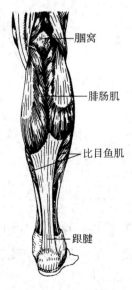

图1-67 小腿肌后群（浅层）

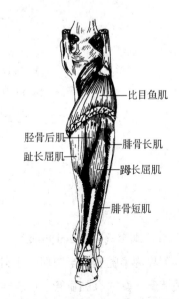

图1-68 小腿肌后群（深层）

4. 足肌 足肌可分为足背肌和足底肌（图 1-69）。足背肌较薄弱。足底肌的配布情况和作用与手肌相似，主要作用在于运动足趾和维持足弓。

5. 下肢的局部记载

（1）股三角（femoral triangle） 在大腿前面的上部，上界为腹股沟韧带，内侧界为长收肌内侧缘，外侧界为缝匠肌的内侧缘。内有股神经、股血管和淋巴结等。

（2）收肌管（adductor canal） 位于大腿中部，缝匠肌的深面，前壁为大收肌腱板，后壁为大收肌，外侧壁为股内侧肌。管的上口为股三角尖，下口为收肌腱裂孔，通至腘窝。管内有股血管、隐神经通过。

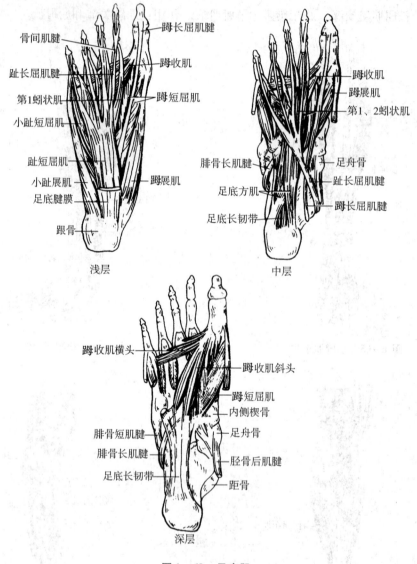

图 1-69 足底肌

（3）腘窝（popliteal fossa） 在膝关节的后方，呈菱形。窝的上外侧界为股二头肌，上内侧界为半腱肌和半膜肌，下外侧界和下内侧界分别为腓肠肌的外侧头和内侧头，底为膝关节囊。窝内有腘血管、胫神经、腓总神经、脂肪和淋巴结等。

六、体表的肌性标志

（一）头颈部

1. 咬肌　当牙咬紧时，在下颌角的前上方，颧弓下方可摸到坚硬的条状隆起。

2. 颞肌　当牙咬紧时，在颞窝，于颧弓上方可摸到坚硬的隆起。

3. 胸锁乳突肌　当头向一侧转动时，可明显看到从前下方斜向后上方呈长条状的隆起。

（二）躯干部

1. 斜方肌　在项部和背上部，可见斜方肌的外上缘的轮廓。

2. 背阔肌　在背下部可见此肌的轮廓，它的外下缘参与形成腋后壁。

3. 竖脊肌　脊柱两旁的纵形肌性隆起。

4. 胸大肌　胸前壁较膨隆的肌性隆起，其下缘构成腋前壁。

5. 前锯肌　在胸部外侧壁，发达者可见其肌齿。

6. 腹直肌　腹前正中线两侧的纵形隆起，肌肉发达者可见脐以上有三条横沟，即为腹直肌的腱划。

（三）上肢

1. 三角肌　在肩部形成圆隆的外形，其止点在臂外侧中部呈现一小凹。

2. 肱二头肌　当屈肘握拳旋后时，可明显在臂前面见到膨隆的肌腹。在肘窝中央，亦可摸到此肌的肌腱。

3. 肱三头肌　在臂的后面，三角肌后缘的下方可见到肱三头肌长头。

4. 肱桡肌　当握拳用力屈肘时，在肘部可见到肱桡肌的膨隆肌腹。

（四）下肢

1. 股四头肌　在大腿屈和内收时，可见股直肌在缝匠肌和阔筋膜张肌所组成的夹角内。股内侧肌和股外侧肌在大腿前面的下部，分别位于股直肌的内、外侧。

2. 臀大肌　在臀部形成圆隆外形。

3. 股二头肌　在腘窝的外上界，可摸到它的肌腱止于腓骨头。

4. 半腱肌、半膜肌　在腘窝的内上界，可摸到它们的肌腱止于胫骨，其中半腱肌腱较窄，位置浅表且略靠外，而半膜肌肌腱粗而圆钝，位于半腱肌肌腱的深面的内侧。

5. 小腿三头肌（腓肠肌和比目鱼肌）　在小腿后面，可明显见到该肌膨隆的肌腹及跟腱。

本章小结

通过本章学习，熟练掌握人体体表的骨性标志和肌性标志，掌握各骨及骨连结的形态、了解骨的构造，关节的功能，肌的起止点及功能为运动系统疾病的学习打基础。

目标检测

一、选择题

【A1/A2 型题】

1. 老年人易发生骨折的原因是
   - A. 有机质含量相对增多
   - B. 无机质含量相对增多
   - C. 骨松质较多
   - D. 无机质有机质均减少
   - E. 无机质有机质含量没变化

2. 计数肋骨序数的标志是
   - A. 乳突
   - B. 锁骨
   - C. 胸骨角
   - D. 剑突
   - E. 第七颈椎

3. 髋骨结构中在体表摸不到的是
   - A. 髂嵴
   - B. 髂前上棘
   - C. 髂窝
   - D. 坐骨结节
   - E. 髂后上嵴

4. 股骨结构中可在体表摸到的是
   - A. 股骨头
   - B. 大转子
   - C. 小转子
   - D. 转子间线
   - E. 股骨颈

5. 下列哪项结构既位于关节囊内又位于关节囊外
   - A. 关节囊
   - B. 关节腔
   - C. 韧带
   - D. 关节盘
   - E. 关节唇

6. 防止脊柱过度后伸的韧带是
   - A. 前纵韧带
   - B. 后纵韧带
   - C. 黄韧带
   - D. 棘上韧带
   - E. 棘间韧带

7. 关于肩关节的描述，正确的是
   - A. 关节盂大而深
   - B. 肱骨头小
   - C. 关节囊前壁薄弱
   - D. 关节内有关节盘
   - E. 是全身最灵活的关节

8. 关于骨盆的描述，正确的是
   - A. 由髋骨、耻骨和骶骨构成
   - B. 由髋骨、耻骨和尾骨构成
   - C. 由左、右髋骨，骶骨和尾骨构成
   - D. 由髋骨、髂骨和坐骨构成
   - E. 男性骨盆较宽短

9. 下列不属于表情肌的是

A. 枕额肌　　　　　　　　　　　　B. 眼轮匝肌

C. 口轮匝肌　　　　　　　　　　　D. 咬肌

E. 颈阔肌

10. 关于胸锁乳突肌的描述，正确的是

A. 起于乳突　　　　　　　　　　　B. 肌束斜向前下

C. 一侧收缩，使脸转向同侧　　　　D. 一侧收缩头屈向对侧

E. 两侧同时收缩头后仰

11. 常用于肌肉注射的肌是

A. 髂腰肌　　　　　　　　　　　　B. 臀大肌

C. 臀中肌　　　　　　　　　　　　D. 股四头肌

E. 腓肠肌

12. 关于股四头肌的描述，正确的是

A. 可伸髋　　　　　　　　　　　　B. 可屈膝

C. 包括股后肌　　　　　　　　　　D. 经髌韧带止于胫骨粗隆

E. 是人体最长的肌

二、简答题

1. 根据所学过的知识，你能想象出颈椎骨质增生在哪些部位会压迫哪些结构？受压迫后，会产生什么相应的症状？

2. 试述膝关节的构造和运动。

第二章　运动系统的生理

第一节　神经－肌肉接头的兴奋传递

扫码"学一学"

一、神经－肌肉接头的微细结构

由脊髓前角发出的躯体运动神经到达末梢处时，脱去髓鞘，神经元的轴突进一步分支形成数目多寡不一的多个膨大末梢，每个末梢嵌入骨骼肌细胞肌膜上的凹陷处，与之形成所谓的神经－肌肉接头。神经－肌肉接头是由轴突末梢形成的接头前膜、肌膜形成的接头后膜以及存在于二者之间的接头间隙构成的。在接头前膜上存在有电压门控的钙离子通道，当细胞膜去极化时，可导致钙离子从接头间隙进入接头前膜内；轴突末梢内有大量包含神经递质的囊泡，又称为突触小泡。运动神经的递质均为乙酰胆碱（acetylcholine，ACh），每个小泡内含有大约 10000 分子的乙酰胆碱。接头后膜即与前膜相对应的由肌膜凹陷所形成的特化部分，又称为运动终板，简称终板。终板膜上存在 N 型乙酰胆碱受体，其实质为一种化学门控的阳离子通道，当受体与前膜释放的递质乙酰胆碱结合后，可以引发终板膜对于 Na^+、K^+ 的通透性增高。接头前膜和后膜之间充满着细胞外液的间隙即接头间隙，大约为 50 nm。此外在接头后膜还存在有胆碱酯酶，它可以将 ACh 分解为胆碱和乙酸而灭活。

二、神经－肌肉接头处的兴奋传递过程

神经－肌肉接头处的兴奋传递过程是一个典型的跨细胞的电－化学－电传递过程，即通过神经－肌肉接头的传递作用，把神经系统的兴奋转变为骨骼肌细胞的兴奋。当运动神经元兴奋，神经冲动到达轴突末梢时，末梢处的细胞膜发生去极化，使得接头前膜上的电压门控钙离子通道开放，钙离子由接头间隙进入前膜内，诱发轴突末梢中含有 ACh 的突触小泡向前膜靠近并发生融合、破裂，继而把囊泡中的 ACh 分子以囊泡为单位，量子式的释放进入接头间隙；ACh 逐渐扩散到达接头后膜（终板膜），与 N_2 型 ACh 受体结合，通道开放，引起以 Na^+ 内流为主的内向电流，终板膜去极化产生终板电位。终板膜缺乏电压门控钠通道，因而不能产生动作电位，终板电位属于局部电位，但它可衰减性地传播至邻近正

常的骨骼肌细胞膜，引起膜去极化达到阈电位，爆发动作电位，动作电位传导，使整个骨骼肌细胞兴奋。

即便运动神经处于安静状态，在轴突末梢也可有少数一个或几个囊泡的递质释放，每个囊泡释放的约1万个ACh分子可使终板膜产生0.4 mV左右的去极化，称为微终板电位。在运动神经兴奋时，每次接头前膜的兴奋可以诱发200~300个囊泡内的ACh释放，使得终板膜产生80~120 mV的去极化，这个幅度的终板电位足以引发于终板膜相邻的肌细胞膜产生动作电位。

神经-肌肉接头的兴奋传递发生在细胞之间，并有一细胞外过程，因而容易受到各种内环境因素和药物的干扰。箭毒可以阻断N_2型ACh受体而引起肌松作用，α银环蛇毒也可抑制N_2型ACh受体使得呼吸机麻痹而中毒。肉毒杆菌毒素可抑制接头前膜递质的释放，有机磷农药中毒可使胆碱酯酶失活，均妨碍神经-肌肉接头的正常传递。

第二节　骨骼肌的兴奋-收缩耦联

骨骼肌细胞的兴奋表现为肌细胞膜产生动作电位的电活动，而肌细胞的收缩是肌细胞内部肌丝相互滑行的机械过程。肌细胞的电活动并不能直接导致肌细胞的机械收缩，二者需要肌细胞内部的肌管系统的参与，以钙离子作为中介物质，才能实现转化。将肌细胞的兴奋和收缩耦联起来的中间过程称为肌细胞的兴奋-收缩耦联（excitation - contraction coupling）。

一、肌管系统

骨骼肌细胞内部存在两套相互独立的肌管系统，分别是横管和纵管。横管是肌细胞膜向内凹陷形成的，本身依然是肌细胞膜的一部分，横管内部的液体为细胞外液。横管的走行方向与肌细胞的走行方向垂直，故称横管。横管向肌细胞深处延伸，包绕着肌细胞内部的肌丝，当肌细胞膜产生动作电位时，可以将兴奋沿横管膜向细胞内部传导。纵管即肌质网，又称为纵行肌质网。纵行肌质网的走行方向与肌细胞的纵轴平行，相互交织成网。纵管的终末端膨大形成终池，也称为钙池，其中含有大量的钙离子。实验结果显示，终池内的钙离子含量可达胞浆中钙离子浓度的1000倍以上。在骨骼肌细胞内，横管与存在于其两侧的终池形成三联管结构。在三联管处，横管和终池相互靠近但并不直接接触。三联管结构的生理意义在于可以将横管上的动作电位转化为终池内钙离子的释放，而钙离子在胞浆中浓度增高才是肌细胞收缩得以实现的直接触发因素，因而三联管结构是骨骼肌细胞兴奋-收缩耦联的结构基础。

二、骨骼肌细胞的兴奋-收缩耦联过程

骨骼肌细胞的兴奋-收缩耦联过程主要由三个环节构成的。

1. 肌细胞膜的动作电位沿肌膜及横管膜向细胞深部传导至三联管处，激活横管膜上存在的电压门控的钙离子通道。

2. 钙离子通道通过所谓的变构效应激活终池膜上的钙离子释放通道，使得终池的钙离子顺浓度梯度大量快速地释放入胞质，从而使胞质内的钙离子浓度快速升高至肌细胞静息

时的 100 倍以上，引发肌细胞的收缩。

3. 胞质内的钙离子升高激活了位于纵管膜上的钙泵，钙泵通过消耗能量，以主动转运的方式将兴奋－收缩耦联中释放的钙离子重新转运到终池内贮存，胞质钙离子浓度下降，肌细胞发生舒张。

从以上的过程中，我们可以发现，骨骼肌细胞的兴奋－收缩耦联过程实际上就是终池内钙离子释放的过程。钙离子才是将骨骼肌细胞的兴奋－收缩耦联起来的唯一因素。另外，在骨骼肌细胞兴奋－收缩耦联过程中，横管膜上钙离子通道的激活过程中没有钙离子的流动，称为"变构"效应，这一点与心肌细胞差异很大。心肌细胞的肌质网没有骨骼肌细胞发达，故在兴奋－收缩耦联过程中，需要横管膜上的钙离子通道开放，胞外的钙离子内流后，再使得胞内肌质网内的钙离子通道开放，钙离子释放，所以心肌细胞的收缩需要胞外钙离子的参与。当心肌细胞处于无钙环境中时，只能产生动作电位，而心肌细胞不再收缩，即所谓的"兴奋－收缩脱耦联"。

第三节　骨骼肌细胞的收缩机制

骨骼肌细胞的结构中，除了前述的肌管系统之外，还含有大量的肌原纤维。肌原纤维是由粗肌丝和细肌丝构成的。

一、肌原纤维和肌小节

在显微镜下观察，肌原纤维沿肌细胞长轴平行排列，呈现明显的明、暗交替的分布，分别被称为明带和暗带。明带中央有一条与肌纤维长轴垂直的横线称为 Z 线。暗带中央也同样存在一条横线称为 M 线。暗带中央相对透亮的区域称为 H 带。两条 Z 线之间的区域构成一个肌节，也称肌小节。肌小节是肌肉收缩的基本结构单位，包括一条位于中央的完整暗带和两侧各 1/2 的明带。研究发现，骨骼肌细胞收缩时，肌小节的暗带长度不变，只有明带的缩短。两种肌丝的各自长度并不缩短，只是细肌丝向着 M 线方向滑行，使得粗、细肌丝相互重叠程度发生了增加，这就是骨骼肌细胞收缩的肌丝滑行学说。肌丝能够滑行，与粗细肌丝的蛋白分子构成有关。

二、肌丝的分子组成

粗肌丝由肌球蛋白分子构成。肌球蛋白分子外观呈杆状，杆的一端有两个球形的头。粗肌丝的头连同与其相连的杆部中称为"桥臂"的部分一起构成横桥。横桥从粗肌丝中向外伸出，并在被激活后向 M 线方向扭动，是肌丝滑行的动力。每条粗肌丝上大约有数百个横桥。

细肌丝由三种蛋白分子构成，即肌动蛋白（也称肌纤蛋白）、原肌球蛋白（也称原肌凝蛋白）和肌钙蛋白。肌动蛋白分子呈球形，大量的肌动蛋白分子首尾相连构成细肌丝双螺旋结构的主体。肌动蛋白上有与粗肌丝横桥结合的位点。原肌球蛋白呈长条状，由两条肽链构成双螺旋结构。在细肌丝内，原肌球蛋白分子的首尾相连形成长链，沿肌动蛋白双螺旋结构形成的浅沟旁走行。肌钙蛋白分子也是一球形分子，由 T、I 和 C 三个亚单位构成。肌钙蛋白通过 T 亚单位与原肌球蛋白结合在一起，覆盖了肌动蛋白与粗肌丝横桥接触的位点，即所谓的原肌球蛋白的"位阻效应"。当肌钙蛋白结合了钙离子后，I 亚单位与肌动蛋白的结合可以解除；C 亚单位是肌钙蛋白与钙离子结合的部分。

三、肌肉的收缩过程

肌肉收缩的过程实质上就是粗、细肌丝相互滑行的过程。如前所述，当骨骼肌肌细胞发生兴奋，在兴奋 – 收缩耦联过程中，大量的钙离子从终池释放入肌浆内。进入肌浆的钙离子与细肌丝上的肌钙蛋白结合，肌钙蛋白构象改变，牵动原肌球蛋白从静止时的肌动蛋白浅沟旁滑入沟内，从而暴露出肌动蛋白上与粗肌丝横桥可以结合的位点，使得处于高势能状态的粗肌丝横桥得以和细肌丝的肌动蛋白发生结合并向 M 线方向扭动，从而拉动 Z 线向 M 线靠近，肌小节缩短。每次肌肉收缩的过程是由多次粗肌丝横桥向 M 线方向扭动得以完成的，因此把横桥每一次的扭动称为一个"横桥周期"。当横桥扭动结束后便与细肌丝肌动蛋白解离，之后抛掉横桥上的 ADP，重新结合一分子的 ATP 获得高势能后，再与肌动蛋白上新的位点结合，并进行下一次的扭动。当纵管膜上的钙泵将肌浆中的钙离子主动转运回肌质网内后，肌浆钙离子浓度下降，肌钙蛋白和原肌球蛋白恢复原来的构象和位置，"位阻效应"重现，横桥周期停止，肌肉发生舒张。

第四节 骨骼肌的收缩效能及其影响因素

骨骼肌的收缩效能表现为收缩时所产生的张力的大小、肌肉缩短的程度以及产生张力和（或）肌肉缩短的速度。

一、骨骼肌收缩的表现形式

1. 等长收缩 肌肉收缩时长度不变，张力增加称为等长收缩。

2. 等张收缩 肌肉收缩时张力保持不变，长度缩短称为等张收缩。

在一定后负荷基础上收缩时，肌肉张力从零开始逐渐增加，常先表现为等长收缩，当张力增加至与负荷相等时转为等张收缩。

二、影响骨骼肌收缩效能的因素

1. 前负荷 是肌肉开始收缩之前所承受的负荷，影响肌肉开始收缩之前所处的长度状态，称为初长度。作为弹性组织的肌肉，当长度越大时，其表现出的弹性阻力或称为被动张力也越大。给予肌肉刺激后，肌肉收缩，生理学实验中，此时可以测得肌肉两端总的张力，总张力减去被动张力所剩的值即是肌肉主动收缩所产生的力，我们称为主动张力。主动张力 = 总张力 – 被动张力。

通过改变肌肉的初长度，在等长收缩的条件下，测得相应长度下肌肉的主动张力，可以得到肌肉收缩的张力与长度的关系曲线，简称长度 – 张力关系曲线。

从实验得到的长度 – 张力曲线中可以看出，肌肉收缩存在一个最适初长度。在该长度时，肌肉的收缩所产生的主动张力最大。大于或小于该长度时，肌肉收缩的张力都会下降。肌小节是肌肉活动的最基本单位，肌肉的初长度实际上是每个肌小节长度的总和。肌小节同样具有一个最适的初长度，为 2.0 ~ 2.2 μm，此时，粗肌丝和细肌丝的重叠程度正好处于最佳的状态，即每一个粗肌丝的横桥旁，都有细肌丝肌动蛋白的结合位点存在。肌肉的初长度在最适初长度的基础上继续增加时，细肌丝从粗肌丝中拉出，粗细肌丝的重叠程度减小，肌肉收缩产生的张力将会下降；肌肉的初长度在最适初长度的基础上继续减小时，细肌丝会交叉至 M 线对侧或发生卷曲变形，妨碍横桥与肌动蛋白的结合，粗、细肌丝的有效重叠也减小，所以，肌肉的初长度过大或过小时，肌肉收缩产生的主动张力都减小。

2. 后负荷 是肌肉在收缩过程中所承受的负荷。后负荷是肌肉收缩的阻力或者做功的对象。实际上，肌肉的收缩过程是先有张力的增加以克服后负荷，在张力足以克服后负荷的阻力后才能产生长度的缩短。实验中，通过改变肌肉的后负荷，可以测得不同后负荷情况下肌肉产生的最大张力和缩短的初速度，从而得到肌肉收缩的张力－速度关系曲线。随着后负荷的增加，肌肉收缩的张力增大，但缩短的初速度下降。理论上，当后负荷增加到肌肉完全不能缩短时，便可产生最大的收缩张力（P_0）；当后负荷理论上为零时，肌肉可以产生最大的初速度（Vmax）。

3. 肌肉收缩能力 是指与肌肉的负荷无关，但影响肌肉收缩效能的肌细胞的内在功能特性。肌肉收缩能力的改变受到多种因素的影响，如兴奋－收缩耦联过程中钙离子释放的量、肌钙蛋白对钙离子的亲和力、横桥 ATP 酶的活性等。显然，当肌肉收缩能力提高时，肌肉收缩产生的张力、缩短的长度及速度都会增加，表现为在相同前负荷情况下，肌肉收缩张力的增大，即长度－张力曲线的上移，或者同样后负荷情况下，收缩速度的提高，即张力－速度关系曲线的上移。在机体内部，很多的神经递质、激素包括一些药物可改变肌肉的收缩能力，对于心肌而言这种调节尤为重要。

4. 收缩的总和 在体的骨骼肌的收缩是受运动纤维支配的，故神经活动的改变可以影响骨骼肌的收缩，表现为肌肉收缩的总和。总和的形式有两种，即运动单位数量的总和与频率效应的总和。

（1）运动单位数量的总和 一个运动神经元（如脊髓前角运动神经元）及其轴突分支所支配的所有的骨骼肌细胞构成一个运动单位。由于运动神经元的轴突末梢分支的数量差异很大，所以运动单位有大有小。一块骨骼肌内有数量不等的运动单位，当兴奋的神经元数量多时，参与骨骼肌收缩的运动单位数目也多，表现为骨骼肌收缩的总张力较大；反之，兴奋的神经元数目少时，参与骨骼肌收缩的运动单位较少，则骨骼肌收缩的总张力较小。

（2）频率效应的总和 中枢神经系统通过改变运动神经元冲动发放的频率来改变骨骼肌的收缩活动，称为频率效应的总和。当骨骼肌受到一次适当的刺激而发生一次动作电位时，产生一次收缩，称为单收缩；如果在前一次收缩的过程中，舒张还没有完全结束，即给予肌肉第二次刺激，肌肉就可以在第一次收缩的基础上，发生第二次的收缩。这种在连续刺激情况下，连续多次的单收缩的总和称为复合收缩。复合收缩的过程中，如果后一次收缩发生在前一次收缩的舒张期，所出现的收缩张力曲线呈锯齿状，称为不完全强直收缩；如果前一次收缩尚处于收缩期，还未开始舒张，肌肉即接受新的刺激发生收缩，则会在收缩期发生收缩的复合，张力曲线呈光滑上升的形状，称为完全强直收缩。与单收缩比较，同样的前后负荷情况下，复合收缩的强度可以达到单收缩的 3~4 倍，原因与反复多次收缩的过程中，胞浆中钙离子浓度的蓄积有关。体内生理情况下，骨骼肌细胞的收缩几乎总是不同程度的强直收缩形式，原因在于支配骨骼肌的运动神经纤维总是以某种频率的连续冲动形式发生活动的。

本章小结

　　本章重点是神经－肌肉接头的兴奋传递过程，骨骼肌的兴奋－收缩耦联机制及影响骨骼肌收缩的因素。通过学习为接下来的运动系统疾病的发病机制、临床表现的学习打下基础。

目标检测

一、选择题

【A1/A2 型题】

扫码"练一练"

1. 细胞膜内外正常的 Na^+ 和 K^+ 浓度差的形成和维持是由于
   A. 膜上 K^+ 通道开放　　　　　　　B. 膜上 Na^+ 通道开放
   C. 膜上 $Na^+ - K^+$ 泵作用　　　　　D. K^+ 和 Na^+ 通道开放
   E. 膜上 N_2 型 ACh 受体阳离子通道开放

2. 动作电位产生过程中的 Na^+ 内流是下列哪种转运方式
   A. 单纯扩散　　　　　　　　　　　B. 主动转运
   C. 经通道易化扩散　　　　　　　　D. 同向转运
   E. 入胞与出胞

3. 肌肉的初长度取决于
   A. 被动张力　　　　　　　　　　　B. 前负荷
   C. 后负荷　　　　　　　　　　　　D. 肌肉的收缩能力
   E. 刺激的频率

4. 葡萄糖进入骨骼肌细胞的跨膜转运过程是
   A. 单纯扩散　　　　　　　　　　　B. 继发性主动转运
   C. 经载体易化扩散　　　　　　　　D. 经通道易化扩散
   E. 原发性主动转运

5. 躯体运动神经纤维末梢释放 ACh 属于下列哪种转运
   A. 单纯扩散　　　　　　　　　　　B. 经载体易化扩散
   C. 入胞　　　　　　　　　　　　　D. 出胞
   E. 继发性主动转运

6. 在静息时，细胞膜处于外正内负的稳定状态称为
   A. 极化　　　　　　　　　　　　　B. 超极化
   C. 去极化　　　　　　　　　　　　D. 复极化
   E. 反极化

7. 神经细胞的膜内电位从 $-90\ mV$ 变化到 $-30\ mV$ 的过程，称为
   A. 极化　　　　　　　　　　　　　B. 去极化
   C. 超极化　　　　　　　　　　　　D. 复极化

E. 反极化

8. 当神经冲动到达运动神经末梢时，可引起接头前膜的

    A. 钾离子通道开放   B. 钠离子通道开放

    C. 钙离子通道开放   D. 氯离子通道开放

    E. N_2 型 ACh 受体阳离子通道开放

9. 神经－肌肉接头处的化学递质是

    A. 肾上腺素   B. 乙酰胆碱

    C. 多巴胺   D. 去甲肾上腺素

    E. 阿托品

10. 骨骼肌终板膜上的受体是

    A. M 受体   B. H_1受体

    C. N_2 受体   D. β 受体

    E. α 受体

11. 有机磷农药中毒时，骨骼肌出现痉挛性收缩的原因是

    A. 阿托品释放减少   B. ACh 释放增加

    C. 胆碱酯酶活性降低   D. 磷脂酶活性增强

    E. 终板膜上的 N_2 型 ACh 受体增多

12. 骨骼肌收缩和舒张的基本功能单位是

    A. 肌原纤维   B. 明带

    C. 肌纤维   D. 肌节

    E. H 带

13. 骨骼肌兴奋－收缩耦联中的关键离子是

    A. Na^+ B. Cl^-

    C. Fe^{3+} D. Ca^{2+}

    E. K^+

二、简答题

1. 试述骨骼肌兴奋一收缩耦联的具体过程及影响其传递的因素。

2. 试述肌细胞在兴奋和恢复过程中兴奋性周期的特点和基本原理。

第三章 运动系统的常用辅助检查

第一节 骨科检查法

扫码"学一学"

一、骨科理学检查的原则

1. 高度的爱伤观念 检查动作轻柔，切忌粗暴，以免增加患者痛苦或使病情加重。

2. 系统全面 要处理好全身和局部的关系，注意有无休克、重要脏器合并伤及重要全身性疾病。关节部位的检查，需包括引起该关节运动的肌肉和神经。

3. 认真细致 要仔细地检查，有时需反复检查，如实地反映客观情况，并做好记录。

4. 检查有序 按照视诊、触诊、叩诊、动诊、测量和其他特殊检查的顺序进行。先健侧后患侧，先健处后患处，先主动后被动。

5. 充分显露 检查上肢或腰背部时应脱去上衣，检查下肢时应脱去长裤，以免因衣服的遮盖而遗漏重要体征。

6. 两侧对比 许多体征只有在两侧对比之下才能显示出来，如肢体的长短、肌肉萎缩、关节活动度等。如两侧均有伤病，可与正常人对比。

二、一般检查内容

（一）视诊

皮肤有无擦伤、发绀、瘀斑、水肿、浅静脉怒张、瘢痕、溃疡、窦道等。有无肌萎缩。骨关节有无畸形、短缩，两侧是否对称。观察四肢躯干的姿势、活动度及步态。

（二）触诊

皮肤温度、张力、弹性、毛细血管充盈反应、压痛点及有无凹陷性水肿。有无肌肉痉挛和萎缩。有无皮下捻发音及关节积液。骨性标志是否正常，有无骨擦音及异常活动度。包块的大小、质地、活动度、是否有压痛，与周围组织的关系，有无波动，所属淋巴结是否肿大。

（三）叩诊

是否有局部叩击痛、放射痛及轴向叩击痛。

（四）动诊

检查关节的活动度及肌力大小，观察有无主动活动及活动范围，然后进行被动检查。

（五）测量

测量肢体的长度、周径、轴线及关节主动、被动活动度（关节动度见关节检查部分）。

1. 肢体长度

（1）上肢　全长自肩峰至尺骨茎突或中指尖。上臂由肩峰至肱骨外上髁。前臂自尺骨鹰嘴至尺骨茎突或自肱桡关节至桡骨茎突。

（2）下肢　全长自髂前上棘至内踝下端。大腿长度自髂前上棘至内收肌结节或膝关节间隙。膝内、外翻小腿自膝关节间隙至外踝下端。

2. 肢体周径　选择肌肉萎缩或肿胀明显之平面，两侧对称平面测量对比。如髌上10 cm处测量大腿周径，测量时使用软尺。

3. 肢体轴线测量

（1）上肢轴线　上肢伸直、前臂旋后位，肱骨头、肱骨小头、桡骨头和尺骨小头4点连成一条直线。上臂与前臂之轴线相交形成一向外偏的角度（5°～15°）称提携角。如该角度增大或减少称肘外翻（cubitus valgus）或肘内翻（cubitus varus）。

（2）下肢轴线　患者仰卧或立位，两腿伸直并拢，正常时两膝内侧和两内踝可同时接触，髂前上棘、髌骨中点与第1、2趾之间可连成一条直线。膝内翻（genu varum），两踝并拢时两膝之间有距离；膝外翻（genu valgum），两膝并拢时两侧内踝间有距离。

三、神经系统检查

1. 感觉　一般检查痛觉和触觉即可，必要者进一步检查温觉、两点辨别觉和实体觉。常用棉花签测触觉，用注射针头测痛觉；记录障碍边界，了解病损部位及程度，观察疾病进展状况及治疗效果。

2. 运动　检查步态、肌力及肌张力。肌力用6级分类法记录。0级，无肌肉收缩；1级，肌肉稍有收缩；2级，不可对抗重力，能达到关节完全活动度；3级，可对抗重力，能达到关节完全活动度，但不能对抗阻力；4级，对抗重力并加一定阻力，能达到关节完全活动度；5级，正常。

3. 反射　检查各种深、浅反射，两侧对比，观察有无减弱、消失或亢进，并检查有无病理反射。

4. 神经营养和括约肌功能检查　检查皮肤有无出汗、萎缩，毛发和指甲情况。大、小便有无失禁，肛门括约肌收缩力是否正常。

四、关节检查

（一）肩关节

1. 肩部外形　肩关节脱位、三角肌瘫痪，呈"方肩"畸形，副神经损伤表现斜方肌萎缩，表现为垂肩。高肩胛症及脊柱侧弯，肩部高低不对称。

2. 压痛点　肱二头肌腱鞘炎在结节间沟处压痛；冈上肌损伤多在肱骨大结节上压痛，肩峰下滑囊炎在肩峰下方稍内侧压痛。肩部骨折处局部压痛。

3. 特殊体征

（1）杜加斯征（Dugas sign）　正常时屈肘位手能触及对侧肩部，肘部可同时贴胸，为阴性。当肩关节脱位时，手和肘不能同时接触对侧肩部及贴胸，为阳性。

（2）疼痛弧　肩关节运动时，当冈上肌腱有病损时，肩外展在70°～120°之间能引起疼痛，疼痛最常见的部位在肩峰下，在此范围内肌腱与肩峰下面摩擦撞击，在此范围外无疼痛。

（二）肘关节

1. 肿胀、畸形和压痛点　肘部骨折、脱位时，局部可有肿胀、畸形及压痛点。

2. 提携角的改变　正常提携角为5°～15°，大于15°为肘外翻，小于5°为肘内翻。

（三）前臂（上下尺桡关节）

1. 旋转活动度检查。

2. 前臂伸肌紧张试验　又称 Mills 征，患肢伸直肘关节，握拳、屈腕，然后将前臂旋前时，诱发肘外侧疼痛为阳性。见于肱骨外上髁炎或称网球肘。

3. 肘部骨性标志　正常肘关节伸直时，肱骨内、外上髁和尺骨鹰嘴突三个骨性标志应在一条直线上，肘关节屈曲时呈一等腰三角形称为肘后三角。肘关节后脱位时，肘后三角关系改变。

（四）腕关节

肿胀、畸形和压痛点　桡骨远端 Colles 骨折，呈"餐叉"或"枪刺"畸形，局部肿胀、压痛。腕舟骨骨折时，鼻烟窝处肿胀和压痛明显。

（五）手部掌指关节和指间关节

肿胀、畸形和压痛点　手部骨关节损伤、骨关节炎、类风湿关节炎等有畸形、肿胀及压痛。

（六）髋关节

1. 步态　髋关节外伤、感染、各种关节炎等可引起步态改变。

2. 压痛点及叩击痛　关节感染、结核、股骨颈骨折等，在关节前方均有压痛，纵向叩击肢体远端或叩击大转子可出现疼痛。

3. 大转子位置的测量　股骨颈骨折、髋关节后脱位时，大转子向上移位，可通过如下测得。①髂坐线（Nelaton 线）：即髂前上棘至坐骨结节的连线。患者侧卧，髋关节半屈曲或伸直位时，正常时大转子顶点在髂坐线上。股骨颈骨折、髋关节后脱位时，大转子上移超出此线之上。②髂股三角（Bryant 三角）：患者仰卧位，从髂前上棘向地平面画一条垂直线作为三角形底边，再自髂前上棘与股骨大转子顶端画一条连线，最后自大顶端转子画一条垂直于底边的线，为三角形水平边，比较两侧水平边的长度。股骨颈骨折或髋关节后脱位时，水平边变短。③Shoemaker 线：自两侧大转子顶端与同侧髂前上棘连线的延长线，正常时相交于脐或脐上中线，一侧大转子上移，则延长线相交于脐下且偏离中线。

4. 特殊体征

（1）托马斯征（Thomas sign） 患者平卧位，健侧髋、膝关节尽量屈曲，双手抱健膝，使腰部贴于床面，如患髋不能伸直，或虽能伸直但腰部出现前突，则 Thomas 征阳性。见于髋关节病变或髂腰肌痉挛。

（2）单腿站立提腿试验（trendelenburg test） 患者站立，患侧下肢负重，提起健肢髋膝屈曲，观察健侧臀皱襞，如健侧皱襞下垂，躯干向患侧倾斜为阳性，见于髋关节脱位或臀中肌、臀小肌麻痹，反之则为阴性。

（3）望远镜试验（telescope test） 患者平卧位，下肢伸直，检查者一手握住小腿，沿身体纵轴向上推拉，另一手摸着同侧大转子，如触及有活塞样活动感觉，为阳性。见于髋关节脱位，尤以幼儿体征更为明显。

（七）膝关节

1. 观察有无跛行，能否下蹲，单腿下蹲和起立动作有无困难，两侧对比。有无膝内翻（O 形腿）；有无膝外翻（X 形腿）。

2. 关节有无红、肿，皮肤温度情况。

3. 压痛点 内外侧间隙及侧副韧带处是否有压痛。

4. 特殊体征

（1）浮髌试验 膝伸直位，检查者一手掌按压髌上囊，使关节液集中于髌骨下，另一手示指以垂直方向挤压髌骨，如感觉髌骨浮动或有撞击股骨髁之感觉，即为阳性。见于关节积液、积血。

（2）髌骨摩擦试验 膝关节伸直，股四头肌放松，检查者一手压住髌骨并使其在股骨髁关节面上、下、左、右摩擦移动，如有粗糙摩擦感或患者感觉疼痛，即为阳性。见于髌骨软化症、骨关节炎患者。

（3）麦氏（McMurray）征 患者仰卧位，检查者一手握住踝部，另一手按住患膝部，使膝关节完全屈曲，当小腿于内收、外旋位，同时伸直膝关节时，如引起疼痛或响声为阳性，说明内侧半月板损伤。反之小腿外展、内旋，同时伸直膝关节，如有弹响或疼痛，表示外侧半月板损伤。

（4）侧方挤压试验 膝伸直位，强力被动内收或外展膝部，一侧半月板受挤压，而另侧副韧带承受张力。此试验既可检查半月板有无损伤，又可检查侧副韧带有无损伤。

（5）重力试验 患者侧卧位，患肢在上，检查者托住患者大腿，并嘱膝关节做主动屈伸活动，检查者可于小腿向下加一定压力，如引起内侧痛说明内侧半月板损伤，如引起外侧痛说明外侧副韧带损伤。反之，当患肢在下侧卧位做重力试验时，出现内侧痛表示内侧副韧带损伤，出现外侧痛，表示外侧半月板损伤。

（6）Apley 试验（研磨试验） 患者俯卧位，屈膝 90°，检查者一条腿压在患者大腿上，双手握住足部，向下挤压并作内外旋转，如出现一侧疼痛，说明该侧半月板损伤。向上提起并作内外旋转，出现一侧疼痛，说明该侧副韧带损伤。

（7）抽屉试验 患者仰卧位，屈膝 90°，足平放于床上，检查者握住小腿上部作前拉后推动作，正常时前后有少许动度。如前拉活动度加大，表明前交叉韧带断裂。如后推动度加大，表明后交叉韧带损伤。

（8）关节内响声　盘状半月板、关节内游离体等，在膝关节屈伸活动时常有响声，有时伴有疼痛或不适感。

（八）踝关节与足

1. 足部畸形　常见有扁平足、马蹄足、内翻足、外翻足、仰趾足、外翻、弓形足等。

2. 肿胀　创伤、关节炎等均可出现肿胀。

3. 压痛点　创伤及各种关节炎可有局限性压痛或较广泛的压痛。

（九）脊柱骨盆的检查法

1. 步态　跛行可反映骨盆倾斜、脊柱侧弯、肢体疼痛、关节病变及下肢不等长等情况。

2. 脊柱畸形　先天性发育畸形、特发性脊柱侧弯均可出现脊柱侧弯畸形，腰椎间盘突出症亦可出现脊柱侧弯。强直性脊柱炎可引起驼背畸形，脊柱结核或椎体压缩骨折，多有后凸畸形。

3. 脊柱活动度　令患者站立，伸直两膝，作前屈、后伸、侧弯及旋转动作，观察其活动度及有无疼痛。各种原因的疼痛及腰肌痉挛均可使脊柱活动度受限。

4. 局部压痛　让患者俯卧肌肉松弛时检查。局部压痛部位大多是病变所在。如腰肌劳损时骶棘肌大多有压痛。腰骶和骶髂劳损时，腰 5 骶 1 间及骶髂关节有局限压痛。棘突压痛常见于棘上韧带损伤或棘突骨折；腰椎间盘突出症多在突出平面的棘突间旁侧（患侧）有压痛，并可引起小腿及足跟部放射痛。

5. 特殊体征

（1）直腿抬高试验　患者仰卧，两腿伸直，分别作直腿抬高。正常时两侧抬高幅度相等（>70°）且无疼痛。若一侧抬高幅度明显降低和疼痛，即为阳性。在腰椎间盘突出症者，直腿抬高受限，并有向患侧小腿和足放射痛。在直腿抬高试验阳性时，缓慢放低患肢高度，待放射痛消失后，再将踝关节被动背屈，如再度出现放射痛，则称为直腿抬高加强试验阳性，为腰椎间盘突出症的主要诊断依据。腰骶劳损、急性骶髂劳损时，患侧抬高受限，但无小腿或足部放射痛。

（2）颈静脉压迫试验　在腰椎间盘突出症，压迫患者两侧颈静脉约 1 分钟，可引起患侧下肢放射痛和麻木感，咳嗽、打喷嚏、用力解大便时也可引起类似症状。

（3）骨盆分离及挤压试验　患者仰卧，用两手将髂骨翼由两侧向中间压挤或向两侧分离。如有骨盆骨折，则引起骨折处疼痛，检查时动作轻柔，以免加重损伤；骶髂关节有劳损或病变，亦可引起患部疼痛。

（4）跟膝试验（"4"字试验）　将患侧足跟置于对侧膝部并向后推压膝部，可使骶髂韧带紧张，如有病变可引起疼痛。

（5）拾物试验　患者拾取地上物件，仅屈膝与髋，而腰挺直不能弯曲者为阳性（检查脊柱有无屈曲运动障碍），多见于胸腰椎病变。

第二节　特殊检查

一、X 线检查

骨与关节损伤、炎症、退变、肿瘤、瘤样病变、先天畸形等，常需 X 线摄片检查。一般摄正、侧位，手足摄正斜位，脊柱必要时加摄斜位，此外，有的还需拍摄特殊位置，如舟状骨放大位片，跟骨、髌骨的轴位片等。必要时两侧对照。

二、造影检查

关节内病变可通过造影协助诊断。常用于肩关节、腕关节、髋关节和膝关节。造影剂有气体和有机碘剂两种，造影前需作碘过敏试验。血管损伤、动脉瘤、动静脉瘘、血管瘤、静脉栓塞等可通过动脉或静脉造影协助诊断。

三、计算机体层摄影检查

计算机体层摄影检查（computer tomography，CT）已在骨科临床广泛应用，它对许多疾病有重要的诊断价值，如骨肿瘤、椎间盘突出、椎管狭窄、脊柱损伤、骨折、炎症、骨坏死、先天畸形、退行性变等。螺旋CT可快速重建骨骼的三维图像。

四、磁共振成像

磁共振成像（magnetic resonance imaging，MRI）是近年来应用于临床的重要检查技术。对不同软组织分辨率高，尤其对脊柱脊髓、关节、肢体骨与软组织的疾病具有重要的诊断价值。可作矢状、冠状、横断等多维成像。

五、放射性核素检查

通常应用^{99m}Tc标记的磷酸化合物和有机磷酸盐作显像剂，静脉注射后，在血供丰富、代谢活跃的骨组织中分布浓聚。它对骨肿瘤、骨髓炎、骨坏死、骨代谢性疾病、骨移植术后成活情况，具有较重要诊断价值。可作局部检查，也可进行全身检查。

六、关节穿刺

关节因创伤积血、关节内感染、慢性创伤性炎症或其他关节炎而致的肿胀，为了诊断和治疗，常需作关节穿刺抽液，检查液体颜色、比重、细胞，必要时涂片染色查找细菌，作细菌培养及药物敏感试验。最常穿刺的是膝关节，其次为髋关节、肩关节、腕关节、肘关节、踝关节。

膝关节穿刺点可在髌骨内下、外下、内上、外上约1 cm处。髋关节穿刺点在髂前上棘与耻骨嵴连线中点、股动脉外侧1 cm处，垂直进针。肩关节穿刺途径可在肩关节前方或侧方，常在三角肌前缘进针。肘关节穿刺点一般在肘后鹰嘴与肱骨外上髁之间。腕关节穿刺点可在腕背尺骨茎突的桡侧或拇长伸肌腱与示指固有伸肌腱之间。踝关节穿刺点可在胫前肌腱与内踝之间或趾长伸肌腱与外踝之间。

关节穿刺必须在严格无菌条件下进行，穿刺点先行局麻，穿刺时边进针边穿刺，不宜过深，以免损伤关节软骨；根据疾病不同可注入抗生素、肾上腺皮质激素等。

七、病理检查

在肿瘤或其他病变常需作活体组织检查，以确定诊断。活检的方法有穿刺活体组织检查和手术切取活体检查；在活体检查取材时，要选择在肿瘤组织与正常组织交界处、骨破坏处、软组织浸润处；要有足够大小。它对肿瘤和某些病变具有最终确诊意义。

八、电生理检查

通过肌电图、诱发电位检查，对神经源性疾病或肌原性疾病具有鉴别意义，对周围神经损伤及修复后的恢复情况具有重要诊断价值，也可用于脊柱脊髓手术的术中监护。

九、关节镜检查

关节镜（arthroscopy）是应用于关节疾病和损伤的一种诊疗器械。可用于肩、肘、腕、髋、踝及下颌关节，最常用的是膝关节镜。通过关节镜直观检查或切取组织进行病理检查，有助于诊断。还可借助关节镜进行一些手术，如游离体摘除、半月板修复或切除术、关节滑膜切除术及交叉韧带修复术等。

十、骨密度测定

目前对于骨质疏松（osteoporosis）的检测手段颇多。X线平片、单光子吸收法、双光子吸收法、双能X线吸收法、定量CT、超声波等均有助于骨质疏松的诊断。其中双能X线吸收法是目前较先进的检测方法，测量结果若低于正常成人峰骨量25标准差以上，应视为骨质疏松。双能X线法测量部位主要为腰椎和股骨近端，也可作为全身测量。

本章小结

本章主要介绍与骨科疾病相关的各种检查方法。主要包括两部分：骨科理学检查和特殊检查。重点是骨科理学检查以及X线检查。由于影像学技术的进步，各种特殊检查在骨科疾病诊断中发挥着越来越重要的作用。

目标检测

一、选择题

【A3/A4 型题】

（1~3题共用题干）

男，44岁，建筑工人。6小时前不慎从高处坠落摔伤，腰部疼痛，活动受限，不能站立行走。

1. 为明确有无合并神经损伤，最有意义的体格检查是

    A. 直腿抬高试验   B. 双下肢感觉运动

    C. 椎旁肌按压   D. 逐个棘突按压

    E. 腰部过伸过屈

2. 为明确是否有腰椎骨折，首选的影像学检查是

    A. ECT   B. X线片

扫码"练一练"

C. MRI   D. B 超

E. CT

3. 为明确神经损伤情况，首选的检查是

A. ECT   B. 肌电图

C. CT   D. MRI

E. B 超

（4~5 题共用题干）

一臀位娩出婴儿，生后发现左大腿肿胀，缩短畸形，并有异常活动。

4. 为确定诊断首选的检查是

A. 血常规   B. 出凝血时间

C. X 线片   D. CT

E. MRI

5. 如经检查诊断为左股骨干骨折，其首选的治疗方法应该是

A. 切开复位内固定手术   B. 手法复位，小夹板外固定

C. 垂直悬吊牵引   D. 蛙位石膏外固定

E. 将伤肢用绷带固定于胸腹部

二、简答题

1. 骨科检查的一般检查内容是什么？

2. 骨科的特殊检查方法有哪些？

第二篇

运动系统疾病的诊断和治疗

第四章　骨折概论

学习目标

1. **掌握**　骨折的概念、病因、分类、并发症、临床表现及治疗原则。
2. **熟悉**　骨折移位；影响骨折愈合的因素；骨折急救。
3. **了解**　骨折愈合过程；骨折临床愈合标准。
4. 具备对骨折的正确诊断治疗和急救的能力。
5. 关心患者，能与患者及家属进行沟通，开展健康教育、预防等工作。

案例导入

患者，女性，60 岁。不慎跌倒时以膝盖和手掌着地，自觉右腕部剧烈疼痛，很快肿胀变形，右手不能取物。右侧髋部疼痛，不能行走。立即被送往医院。体检可见右腕部肿胀变形，呈枪刺刀畸形，右髋部深压痛，右腿成内收、外旋畸形，比健肢短，不能站立与行走。

问题：

1. 患者的入院诊断是什么？
2. 可能出现哪些并发症？针对该患者的情况，应如何处理？

骨的连续性和完整性中断称为骨折（fracture）。

一、骨折的病因及分类

（一）病因

1. 直接暴力　直接暴力引起的骨折是指暴力作用部位发生的骨折。多为横断形或粉碎性骨折，直接暴力引起的前臂或小腿骨折，两骨的骨折线常在同一平面。常合并较严重的软组织损伤，处理困难，预后较差。

2. 间接暴力　暴力通过传导、杠杆或旋转作用使远处发生骨折。多为斜形骨折或螺旋骨折，间接暴力引起的前臂或小腿骨折，两骨的骨折线常不在同一平面，软组织损伤较轻、预后较好。

3. 肌肉拉力　肌肉突然、猛烈收缩可拉断肌肉附着处的骨质。多为撕脱骨折，如髌骨、肱骨内上髁、肱骨大结节等处的撕脱骨折。

4. 积累劳损　长期、反复、轻微的直接或间接应力集中在骨骼的某一点上，发生骨折。多为应力造成的疲劳性骨折，骨折无移位、愈合慢，如长途行军不能适应而导致的第二跖骨径或腓骨下端骨折等。

创伤引起的骨折称为创伤性骨折。骨骼疾病（如骨髓炎、骨肿瘤等）导致骨质破坏，轻微外力即发生的骨折，称为病理性骨折。

> **📘 知识链接**
>
> ### 原发性骨质疏松症
>
> 原发性骨质疏松症是老年人的一种常见全身性骨病，是造成老年人骨折的常见原因。以骨质减少、骨的微观结构退化为特征。主要是骨量低和骨的微细结构破坏，导致骨的脆性增加和容易发生骨折。骨组织的矿物质和骨基质均有减少。女性较男性多见，常见于绝经后妇女和老年人，在轻微外伤或无外伤的情况下都容易发生骨折，尤其75岁以上的妇女骨折发生率高达80%以上。

（二）分类

1. 按骨折处是否与外界相通分类

（1）闭合性骨折　骨折端与外界不相通，不易继发感染。

（2）开放性骨折　骨折处皮肤或黏膜破裂，骨折端与外界相通。如耻骨骨折伴膀胱或尿道破裂，易继发感染。

2. 按骨折的程度和形态分类

（1）不完全性骨折　骨的完整性和连续性部分中断。如裂缝骨折、青枝骨折。

（2）完全性骨折　骨的完整性和连续性完全中断。如粉碎性骨折。按骨折线的方向及形态又可分为横形骨折、斜形骨折、螺旋骨折、嵌插骨折、压缩性骨折和骨骺分离等。

3. 按骨折端稳定程度分类

（1）稳定性骨折　即骨折端不易移位或复位、固定后不易再移位者，如裂缝骨折、青枝骨折、横形骨折、嵌插骨折、部分压缩性骨折。

（2）不稳定性骨折　骨折断端易移位或复位后易再发生移位者。如斜形骨折、螺旋骨折、粉碎性骨折等。

4. 按骨折后时间分类

（1）新鲜骨折　指时间在2周之内的骨折，骨断端尚未形成纤维连接，是手法复位的理想时期。

（2）陈旧骨折　指骨折2周后，骨断端血肿机化已形成纤维粘连，复位较难。

二、骨折移位

大多数骨折骨折端均有不同程度的移位，常见有以下五种，并且几种移位可同时存在。①成角移位：两骨折端的纵轴线交叉成角，以其顶角的方向为准有向前、后、内、外成角。②侧方移位：以近侧骨折端为准，远侧骨折端向前、后、内、外的侧方移位。③缩短移位：两骨折端相互重叠或嵌插，使其短缩。④分离移位：两骨折端在纵轴上相互分离，形成间隙。⑤旋转移位：远侧骨折端围绕骨的纵轴旋转。

影响骨折移位的因素有：①外界暴力的性质，大小和作用方向移位；②骨折远侧段肢体重量的牵拉，可致骨折分离移位；③不恰当的搬运和治疗。

（一）临床表现

大多数骨折一般只引起局部症状，严重骨折和多发性骨折可导致全身反应。

1. 全身表现

（1）休克　骨折所致的休克主要原因是出血，特别是骨盆骨折、股骨骨折和多发性骨折，其出血量大者可达2000 ml以上。严重的开放性骨折或并发重要内脏器官损伤时亦可导致休克。

（2）发热　骨折后一般体温正常。出血量较大的骨折，可出现吸收热，一般不超过38℃。开放性骨折，若出现高热，应考虑合并感染的可能。

2. 局部表现

（1）骨折的一般表现　局部疼痛、肿胀、皮下瘀斑、压痛和功能障碍。如为完全性骨折，可使受伤肢体活动功能完全丧失。

（2）骨折的专有体征　①畸形：骨折段移位可使患肢外形发生改变，而表现为缩短、成角或旋转畸形。②异常活动：骨折后在非关节部位出现不正常的活动。③骨擦音或骨擦感：骨折患者在搬动或检查时有骨断端摩擦音或摩擦感。临床上应避免为引出异常活动、骨擦音、骨擦感而刻意检查，以免加重患者痛苦和周围组织损伤。

（二）影像学检查

X线检查对骨折的诊断和治疗具有重要价值。凡疑为骨折者应常规进行X线拍片检查，可显示临床检查难以发现的不全骨折、小的撕脱性骨折等，而且可以明确骨折类型及移位情况。拍片应包括邻近关节的正、侧位，必要时加拍特殊位置X线片或健侧X线片对比。值得注意的是，有些轻微的裂缝骨折，急诊拍片未发现明显骨折线，临床症状较明显者，应于伤后1~2周拍片复查。骨折端的吸收常可出现骨折线，如腕舟状骨骨折、股骨颈骨折等。脊柱、骨盆以及关节等部位的骨折可通过CT扫描、三维立体成像技术或MRI检查，更易于发现和明确骨折的移位情况，指导临床治疗。

（三）诊断

骨折的诊断主要靠病史、体征及影像学检查，具有骨折成因、骨折专有体征和骨折影像学表现者，即可明确诊断。影像学检查有助于明确骨折类型及移位情况。在诊断骨折时，应警惕骨折并发症的发生。

（四）骨折并发症

1. 早期并发症

（1）休克　严重创伤，骨折引起大出血或重要器官损伤所致。

（2）感染　开放性骨折有发生化脓性感染和厌氧菌感染的可能。

（3）脂肪栓塞综合征　由于骨折处髓腔内高压，骨髓被破坏，脂肪滴进入破裂的静脉窦内；或由于创伤的应激作用，使血液中的乳糜微粒失去乳化稳定性，结合成脂肪栓子，阻塞肺毛细血管，最常见的是引起肺栓塞和脑栓塞。临床上出现呼吸功能不全、发绀，胸部拍片有广泛性肺实变。动脉低血氧可致患者烦躁不安、嗜睡，甚至昏迷和死亡。

（4）重要内脏器官损伤　①严重的下胸壁损伤，可致肋骨骨折、肝脾破裂和休克；②肋骨骨折时，骨折端可使肋间血管及肺组织损伤，出现气胸、血胸或血气胸；③骨盆骨折可致膀胱和尿道损伤；骶尾骨骨折可引起直肠损伤。

（5）重要周围组织损伤　①重要血管损伤：伸直型肱骨髁上骨折，近侧骨折端易造成肱动脉损伤。股骨髁上骨折，远侧骨折端可致腘动脉损伤；胫骨上段骨折所致的胫前或胫后动脉损伤。②周围神经损伤：特别是在神经与骨紧密相邻的部位骨折断端可损伤其相邻的周围神经。如肱骨中、下 1/3 处骨折极易损伤紧贴肱骨走行的桡神经；腓骨颈骨折易致腓总神经损伤。③脊髓损伤：为脊柱骨折和脱位的严重并发症，多见于脊柱颈段和胸腰段，出现损伤平面以下的截瘫。

（6）骨筋膜室综合征　是指闭合的肌肉筋膜间隙内持续压力增高，组织血流受阻，而引起骨筋膜室内肌肉、神经急性缺血的症候群。最多见于前臂掌侧和小腿，常由创伤骨折的血肿和组织水肿使骨筋膜室内内容物体积增加或外包扎过紧、局部压迫使骨筋膜室容积减小而导致骨筋膜室内压力增高所致。当骨筋膜室内压力达到一定程度（前臂 65 mmHg，小腿 55 mmHg）可使供应肌肉的小动脉关闭，形成缺血—水肿—缺血的恶性循环，根据其缺血的不同程度而导致濒临缺血性肌挛缩、缺血性肌挛缩甚至肢体坏疽。若大量毒素进入血液循环，还可致休克、心律不齐和急性肾衰竭。

2. 晚期并发症

（1）坠积性肺炎　主要发生于因骨折长期卧床不起的患者，特别是老年、体弱和伴有慢性病的患者，有时可因此而危及患者生命。

（2）压疮　严重创伤骨折，长期卧床不起，身体骨突处受压，易形成压疮。常见部位有骶骨部、足跟部。特别是截瘫患者，由于失去神经支配，缺乏感觉，不仅更易发生压疮，而且发生后难以治愈。

（3）下肢深静脉血栓形成　多见于骨盆骨折或下肢骨折，下肢长时间制动，静脉血回流缓慢，加之创伤所致血液高凝状态，易发生血栓形成。

（4）感染　开放性骨折，特别是污染较重或伴有较严重的软组织损伤者，若清创不彻底，坏死组织残留或软组织覆盖不佳，可能发生感染。处理不当可致化脓性骨髓炎。

（5）损伤性骨化（骨化性肌炎）　由于关节扭伤、脱位或关节附近骨折，骨膜剥离形成骨膜下血肿，处理不当使血肿扩大，机化并在关节附近软组织内广泛骨化，造成严重关节活动障碍，以肘关节多见。

（6）创伤性关节炎　关节内骨折，关节面遭到破坏，若未能准确复位，骨愈合后使关节面不平整，长期磨损易引起创伤性关节炎，致使关节活动时出现疼痛。

（7）关节僵硬　患肢长时间固定，静脉和淋巴回流不畅，关节周围组织中浆液纤维性渗出和纤维蛋白沉积，发生纤维粘连，并伴有关节囊和周围肌挛缩，致使关节活动障碍。这是骨折和关节损伤最为常见的并发症。

（8）急性骨萎缩　即损伤所致关节附近的痛性骨质疏松，亦称反射性交感神经性骨营养不良。好发于手、足骨折后，典型症状是疼痛和血管舒缩紊乱。疼痛与损伤程度不一致，随邻近关节活动而加剧，局部有烧灼感；血管舒缩紊乱可使早期皮温升高，水肿及汗毛、指甲生长加快，随之皮温低、多汗、皮肤光滑，汗毛脱落。致手或足肿胀、僵硬、寒冷、略呈青紫达数月之久。骨折后早期应抬高患肢、积极进行主动功能锻炼，促进肿胀消退，预防其发生。

（9）缺血性骨坏死　骨折使某一骨折段的血液供应被破坏，而发生该骨折段缺血性坏死。常见的有腕舟状骨骨折后缺血性坏死，股骨颈骨折后股骨头缺血性坏死。

（10）缺血性肌挛缩　是骨筋膜室综合征处理不当的严重后果。典型的表现是爪形手、爪形足。一旦发生则难以治疗，效果极差，常致严重残废。

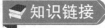

Shock 与休克

Shock 原意为打击或震荡。最早在 1731 年法国医生 LeDran 首次将法语 secousseuc 翻译成 shock 并用于医学。19 世纪末，Warren 和 Crile 对休克患者的临床表现作了经典的描述：面色苍白、四肢湿冷、脉搏细速、脉压缩小、尿量减少、神志淡漠、低血压。20 世纪 60 年代，通过不断的临床研究，Lillehei 提出了休克的微循环障碍学说及难治性休克与弥散性血管内凝血（DIC）的有关概念。20 世纪 80 年代以来，临床学者们从低血容休克转向败血症休克，从细胞、亚细胞和分子水平对休克的发病机制进行了研究。发现休克与许多具有促炎或抗炎作用的体液因子有关，提出全身炎症反应综合征等概念。

（五）骨折愈合

1. 愈合过程　骨折愈合是一个复杂而连续的过程，从组织学和细胞学的变化，通常将其分为三个阶段，实际上是逐渐演进而不能截然分开的修复过程。

（1）血肿机化期　骨折导致骨髓腔、骨膜下和周围组织血管破裂出血，在骨折断端及其周围形成血肿。伤后 6～8 小时，骨折断端的血肿凝结成血块。由于炎性细胞的作用而使血肿机化形成肉芽组织。肉芽组织内成纤维细胞合成和分泌大量胶原纤维，转化为纤维结缔组织，使骨折两端连接起来，称为纤维连接。这一过程约在骨折后 2～3 周完成。同时，骨折断端附近骨外膜下的成骨细胞增殖分化，形成与骨干平行的骨样组织，并逐渐向骨折处延伸。骨内膜也发生同样的变化，但出现较晚。

（2）原始骨痂形成期　骨内、外膜处的骨样组织中，新生血管长入，成骨细胞增生，使骨样组织逐渐骨化，形成新骨，分别称为内骨痂和外骨痂，即膜内化骨。骨折断端间和髓腔内的纤维组织逐渐转化为软骨组织，并通过软骨化骨，形成环状骨痂和髓腔内骨痂，与内、外骨痂相连，标志着原始骨痂形成。骨折断端完全由原始骨痂连接，骨折达到临床愈合。这一过程约需 4～8 周。

（3）骨痂塑形改造期　原始骨痂中新生骨小梁逐渐增粗，排列逐渐规则和致密。随着肢体的活动和负重，在应力轴线上的骨痂不断改造、加强，而周围骨痂逐渐被清除吸收，最后形成适应生理需要的永久骨痂。这一过程约需 1～2 年。

2. 骨折临床愈合标准

（1）局部无压痛及轴向叩击痛。

（2）局部无异常活动。

（3）X 线片显示骨折线模糊，有连续骨痂通过骨折线。

（4）解除外固定后，上肢能向前平举 1 kg 重量达 1 分钟，下肢不扶拐能在平地连续步行 3 分钟，并不少于 30 步；

（5）连续观察 2 周不变形。

3. 影响骨折愈合的因素　骨折成功愈合主要取决于三个方面，即骨折断端要有充分的接触面积、坚固的固定措施及良好的血液供应。但在骨折的愈合过程中往往受到诸多因素的影响，导致愈合延迟或畸形愈合，严重影响其功能。①年龄：年龄越小，骨折愈合速度越快。②健康情况：营养不良、体弱多病或患有各种代谢障碍性疾病等患者愈合慢。③感染：骨折伤口感染不利于愈合。④骨折部位的血供：血运不良的部位发生骨折后不易愈合。⑤骨折的类型和数量：骨折断面接触面越大，愈合越快；骨折部位越多，愈合越慢。⑥骨折部位软组织损伤程度：损伤重、骨断端接触不佳或有软组织嵌入者愈合延迟。⑦治疗或护理：如复位、固定欠妥，手术处理不恰当，功能锻炼不适度等可影响愈合。

（六）骨折急救

对骨折患者进行急救应遵循的原则是：优先抢救生命，第二妥善处理伤口，第三简单而有效的固定，第四迅速转送。

1. 抢救生命　首先应处理骨折合并其他组织或脏器的损伤，如发现呼吸困难、窒息、大出血、休克、昏迷等情况，应及时采取急救措施，以挽救生命。

2. 处理伤口　如有伤口出血，应加压包扎止血，必要时使用止血带，记录开始使用的时间，每隔40~60分钟松开1~2分钟，以免肢体缺血坏死。若骨折端已外露，一般不要现场复位以免加重伤口的污染，可待清创术后再将外露骨折端复位。

3. 妥善固定　固定是骨折急救的重要措施。可避免骨折端在搬运时移动而进一步加重软组织、神经、血管或内脏的损伤，同时也便于搬运和转送，还可减轻搬运中患者的疼痛，有利于防止休克。凡疑有骨折，均应就地取材，妥善固定。如用树枝、木棍等或将上肢固定于胸部，下肢固定于健侧下肢。

4. 迅速运送　患者经初步处理后，应尽快地运送至就近的医院进行治疗。争取在伤后6小时内进行彻底清创处理，彻底清创是防止感染的关键措施，是任何抗生素所不能替代的。

（七）治疗原则

骨折的治疗有三大原则，即复位、固定和功能锻炼。

1. 复位　是将移位的骨折段恢复正常或近乎正常的解剖关系，重建骨的支架作用。它是治疗骨折的首要步骤，也是骨折固定和康复治疗的基础。早期正确的复位，是骨折愈合过程顺利进行的必要条件。

（1）复位的标准　有解剖复位和功能复位两种。解剖复位是指将骨折断端完全回复到正常的解剖关系，是最为理想的复位。功能复位是指虽未达到解剖复位，但骨折愈合后对肢体功能无明显影响。一般认为功能复位的标准是：① 骨折部位的旋转移位、分离移位必须完全矫正；② 缩短移位在成人下肢骨折不超过1 cm；儿童若无骨骺损伤，下肢缩短在2 cm以内，在生长发育过程中可自行矫正；③ 成角移位，下肢骨折轻微的向前或向后成角，与关节活动方向一致，日后可在骨痂改造期内自行矫正；向侧方成角移位，与关节活动方向垂直，日后不能矫正，必须完全复位，否则关节内、外侧负重不平衡，易引起创伤性关节炎。上肢骨折要求也不一致，肱骨干稍有畸形，对功能影响不大；前臂双骨折则要求对位、对线均好，否则影响前臂旋转功能；④ 长骨干横形骨折，骨折端对位至少达1/3，干骺端骨折至少应对位3/4。

（2）复位的方法　有手法复位和切开复位。应用手法使骨折复位称手法复位，大多数骨折均可通过手法复位达到满意效果。手法复位的步骤为：①解除疼痛；②肌松弛位；③对准方向：骨折复位时，是将远侧骨折段对准近侧骨折段所指的方向；④拔伸牵引。切开复位是通过手术切开骨折部的软组织，暴露骨折段，在直视下将骨折复位。切开复位的指征：①骨折端之间有肌或肌腱等软组织嵌入，手法复位失败者；②关节内骨折，手法复位后对位不良，将可能影响关节功能者；③手法复位未能达到功能复位的标准，将严重影响患肢功能者；④骨折并发主要血管、神经损伤，修复血管、神经的同时，宜行骨折切开复位；⑤多处骨折，为便于护理和治疗，防止并发症，可选择适当的部位行切开复位。

2. 固定　即将骨折维持在复位后的位置，使其在良好对位情况下达到牢固愈合，是骨折愈合的关键。骨折的固定分为外固定和内固定两类。固定的目的是防止复位后的骨折端再移位。

（1）外固定　主要用于骨折经手法复位后的患者，也有些骨折经切开复位内固定术后，需加用外固定者。目前常用的外固定方法有小夹板、石膏绷带、外展架、持续牵引和外固定器固定等。

①小夹板固定：小夹板固定能有效防止骨折发生成角、旋转和侧方移位，随访中还可以进行必要的调整。

②石膏绷带固定：是用熟石膏（无水硫酸钙）的细粉末撒布在特制的稀孔纱布绷带上，做成石膏绷带，用温水浸泡后，包在患者需要固定的肢体上，5~10分钟即可硬结成形，并逐渐干燥坚固，对患肢起有效的固定作用。近年来采用树脂绷带固定者日渐增多。

③外展架固定：将用铅丝夹板、铝板或木板制成固定或可调节的外展架用石膏绷带或粘胶带固定于患者胸廓侧方，可将肩、肘、腕关节固定于功能位。患肢处于抬高位，有利于消肿、止痛，且可避免肢体重量的牵拉，产生骨折分离移位，如肱骨骨折。

④持续牵引：牵引既有复位作用，也是外固定。持续牵引分为皮肤牵引和骨牵引。

⑤外固定器固定：即将骨圆钉穿过远离骨折处的骨骼，利用夹头和钢管组装成的外固定器固定。利用夹头在钢管上的移动和旋转矫正骨折移位。

（2）内固定　主要用于切开复位后，采用金属内固定物如接骨板、螺丝钉、髓内钉或带锁髓内钉和加压钢板及可吸收螺钉等，将骨折段于解剖复位的位置予以固定。有些骨折，如股骨颈骨折，可于手法复位后，在X线监视下，从股骨大转子下方，向股骨颈拧入三枚空心加压螺钉作内固定。

3. 功能锻炼　功能锻炼是防止发生并发症和及早恢复生理功能的重要保证。

（1）早期　骨折后1~2周内，由于患肢肿胀、疼痛、易发生骨折再移位，功能锻炼应以患肢肌主动舒缩活动为主。原则上，骨折上、下关节暂不活动。但身体其他各部关节则应进行康复治疗。

（2）中期　骨折2周以后，患肢肿胀已消退，局部疼痛减轻，骨折处已有纤维连接，日趋稳定。此时应开始进行骨折上、下关节活动，根据骨折的稳定程度，其活动强度和范围逐渐缓慢增加。

（3）晚期　骨折已达临床愈合标准，外固定已拆除。此时是康复治疗的关键时期，特别是早、中期康复治疗不足的患者，肢体部分肿胀和关节僵硬应通过锻炼，尽早使之消除。并辅以物理治疗和外用药物熏洗，促进关节活动范围和肌力的恢复。

本章小结

骨的连续性和完整性中断称为骨折。骨折最常见的原因是暴力。骨折的分类方法较多，不同的骨折原因及治疗方法不同。骨折的严重性主要体现在并发症，严重的骨折可危及生命。影响骨折愈合的因素较多，治疗时要尽量减少不利因素。骨折的临床表现中一般表现不具特征性，专有体征对骨折的诊断具有重要意义。X线有确诊意义。骨折的治疗有三大原则，即复位、固定和功能锻炼。功能锻炼是防止发生并发症和及早恢复生理功能的重要保证。

目标检测

一、选择题

【A1/A2型题】

扫码"练一练"

1. 属于稳定性骨折的是

   A. 斜形骨折   B. 螺旋骨折

   C. 多段骨折   D. 横形骨折

   E. 粉碎骨折

2. 属于不稳定性骨折的类型是

   A. 嵌入骨折   B. 斜形骨折

   C. 裂纹骨折   D. 青枝骨折

   E. 压缩骨折

3. 属于骨折全身表现的是

   A. 休克   B. 肿胀

   C. 疼痛   D. 畸形

   E. 瘀斑

4. 骨折休克的主要原因是

   A. 肿胀   B. 出血

   C. 疼痛   D. 惊吓

   E. 发热

5. 男，16岁。右肘部摔伤2天。右肘关节肿胀，压痛明显，活动受限，内上髁处有骨擦感。对诊断有意义的首选检查是

   A. 核素骨扫描   B. X线摄片

   C. B型超声   D. CT

   E. MRI

6. 影响骨折愈合的最重要因素是

   A. 神经损伤   B. 软组织损伤

C. 健康状况   D. 断端血供

E. 静脉血栓

7. 属于骨折早期并发症的是

A. 创伤性关节炎   B. 缺血性骨坏死

C. 关节僵硬   D. 骨筋膜室综合征

E. 坠积性肺炎

8. 属于骨折晚期并发症的是

A. 急性骨萎缩   B. 休克

C. 骨筋膜室综合征   D. 脂肪栓塞综合征

E. 周围神经损伤

9. 最易出现失血性休克的骨折是

A. 脊柱骨折   B. 股骨颈骨折

C. 肱骨外上髁骨折   D. 骨盆骨折

E. 肱骨干骨折

10. 严重外伤患者发生脂肪栓塞综合征，该综合征主要累及的部位是

A. 胰   B. 肾

C. 肝   D. 骨

E. 肺

11. 骨折患者长期卧床可发生

A. 脂肪栓塞   B. 创伤性关节炎

C. 损伤性骨化   D. 缺血性骨坏死

E. 坠积性肺炎

12. 下列疾病中，最容易并发骨筋膜室综合征的是

A. 肩关节后脱位   B. 桡骨远端骨折

C. 股骨干骨折   D. 肱骨髁上骨折

E. 髋关节后脱位

13. 骨折愈合过程中，属于血肿机化演进期表现的是

A. 可形成内骨痂、外骨痂   B. 出现无菌性炎症反应

C. 出现膜内化骨   D. 多出现软骨内化骨

E. 可形成环状骨痂、髓内骨痂

14. 现场急救处理首先应进行的是

A. 右下肢骨牵引   B. 输血、输液

C. 抗生素治疗   D. 右下肢临时固定

E. 应用止血药

15. 入院后首选的辅助检查是

A. X 线片   B. CT

C. B 超   D. 血管造影

E. MRI

16. 若患者急诊查体血压 60/40 mmHg，心率 150 次/分。首先应进行的处理是

A. 应用大剂量抗生素   B. 立即补充血容量

C. 切开复位内固定   D. 右大腿夹板固定

E. 探查血管神经

17. 骨折的急救，哪项不恰当

A. 创口包扎止血   B. 凡可疑骨折，均应按骨折处理

C. 妥善固定   D. 迅速运输

E. 复位已戳出创口的骨折端

18. 骨折治疗原则中的首要步骤是

A. 功能锻炼   B. 内固定

C. 复位   D. 包扎

E. 外固定

19. 下列哪项不属于闭合性骨折切开复位内固定的适应证

A. 骨折端间有软组织嵌插，手法复位失败

B. 关节内骨折，手法复位对位不好

C. 并发主要血管损伤

D. 并发主要神经损伤

E. 未达到解剖复位

20. 开放性骨折处理正确的是

A. 不能切除创口的边缘

B. 失去活力的大块肌肉组织可以部分保留

C. 已污染的骨膜应完全切除

D. 游离污染的小骨片应该去除

E. 用毛刷洗刷创口内污染的骨质

二、简答题

1. 骨折是如何分类的？

2. 简述骨折并发症的诊断和治疗。

第五章　常见骨折

学习目标

1. **掌握**　四肢骨折的临床表现、治疗原则和方法。
2. **熟悉**　髌骨骨折、脊柱骨折与脊髓损伤、骨盆骨折的临床表现和治疗原则。
3. **了解**　脊柱骨折与脊髓损伤、骨盆骨折的治疗方法。
4. 具备对常见骨折的正确诊和断治疗的能力。
5. 关心患者，能与患者及家属进行良好的沟通，开展健康教育。

案例导入

　　患儿，女性，7岁，不慎跌倒时以手掌撑地，倒地后自觉右肘上部剧烈疼痛，哭闹不止，被立即送往医院。体检可见上臂成角畸形，轻度肿胀，肘后三角关系正常，右手活动功能受限。

问题：

1. 患者入院诊断可能是什么？
2. 首选何种检查？

第一节　锁骨骨折

　　锁骨骨折约占全身骨折的6%，多见于青壮年及儿童。好发于锁骨中1/3处，多为间接暴力引起，骨折类型多为横断型或短斜形，儿童多为青枝型。直接暴力多致横断或粉碎性骨折，较少见。骨折后，锁骨外端常因肩部的重力作用，使骨折远端向下移位，近端则向上移位，移位程度较大者，应怀疑喙锁韧带损伤。锁骨中段骨折后，由于胸锁乳突肌的牵拉，近折端可向上、后移位，远折端则由于上肢的重力作用及胸大肌上份肌束的牵拉，使骨折远折端向前、下移位，断端可重叠。

一、临床表现

　　1. 有跌倒时手掌、肘或肩部外侧着地病史或局部外伤史。伤肩下沉，并向前、内倾斜，头偏向伤侧，以使胸锁乳突肌松弛缓解疼痛。

　　2. 患者常用健侧手掌托扶患肢肘部，以减轻因上肢重量牵拉所引起的疼痛。

　　3. 肩峰内侧肿胀，压痛，异常活动，可触及移位的骨折端。

　　4. 检查时，可扪及骨折端，有局限性压痛，有骨摩擦感。

二、诊断

根据外伤史、症状和体征可对锁骨骨折做出正确诊断。在无移位骨折或儿童的青枝骨折时，应拍摄上胸部的正位 X 线片以显示骨折存在及移位情况。

锁骨后有臂丛神经及锁骨下血管经过，若暴力作用强大，骨折移位明显，局部肿胀严重，还应仔细检查上肢的神经功能及血供情况，以便对锁骨骨折合并神经、血管损伤做出正确诊断。

三、治疗

1. 三角巾悬吊　青枝骨折或骨折无移位者，三角巾悬吊患肢 3~4 周即可开始活动。

2. 横"8"字交叉环形固定　有移位骨折，采用手法复位，横"8"字绷带、石膏绷带、锁骨圈或锁骨带固定 3~4 周。固定后应严密观察双侧上肢血液循环及感觉运动功能，若出现肢体肿胀、麻木，提示固定过紧，应及时调整。

3. 切开复位及内固定术　有以下情况应考虑行切开复位及内固定术。

（1）患者不能忍受"8"字绷带固定的痛苦。

（2）复位后再移位，影响外观。

（3）合并神经、血管损伤。

（4）开放性骨折。

（5）陈旧骨折不愈合。

（6）锁骨外端骨折，合并喙锁韧带断裂。

第二节　肱骨外科颈骨折

肱骨外科颈位于解剖颈下 2~3 cm，大、小结节下缘与肱骨干交界处，是松质骨与皮质骨交界处，易发生骨折。好发于中、老年人。因解剖关系，如果所受暴力大，骨折移位多，可损伤腋神经和臂丛神经，以及腋窝处动、静脉。

一、病因及分类

暴力作用是肱骨外科颈骨折的主要原因。由于暴力作用的大小、方向、肢体的位置及患者骨质质量等因素，可分为：① 无移位骨折；② 外展型骨折；③ 内收型骨折；④ 粉碎型骨折。

二、诊断及治疗

1. 无移位骨折　直接暴力较小，可产生裂缝骨折。跌倒时，上肢伸直外展，手掌触地，两骨折断端嵌入而无移位产生无移位嵌入骨折。治疗时不需手法复位，用三角巾悬吊上肢 3~4 周，早期功能锻炼。

2. 外展型骨折　为间接暴力引起。跌倒时上肢外展，手掌触地。骨折近端内收，骨折远端外展，外侧骨皮质嵌插于近侧断端内侧，形成向内、向前成角移位。伤后肩部肿痛、瘀斑，上肢活动障碍。局部压痛。X 线检查可明确移位情况。移位明显的肱骨外科颈骨折在局麻下行手法整复，超肩关节夹板或石膏固定。

3. 内收型骨折 较少见。常为间接暴力所致。与外展型骨折相反。X 线拍片可见骨折移位及向前、外方的成角畸形。治疗以手法复位、外固定方法为主。手法复位失败、陈旧骨折不愈合可行切开复位内固定术。

4. 粉碎性骨折 与内收型和外展型骨折一样，损伤局部疼痛、肿胀、瘀斑，其程度较内收型、外展型骨折更重，患肢不能活动。X 线片可发现骨折块的数量、大小、位置等。

治疗：①严重粉碎型骨折，若患者年龄过大，全身情况很差，可用三角巾悬吊，任其自然愈合；②粉碎性骨折手法复位难以成功，即便复位也不容易使骨折端稳定，可切开复位内固定，术中注意修复肩袖，术后 4～6 周开始肩关节活动；③对青壮年的严重粉碎骨折，切开复位难以内固定时，可作尺骨鹰嘴外展位牵引，辅以手法复位，小夹板固定。6～8 周后去除牵引，继续用小夹板固定，并开始功能锻炼。

第三节　肱骨干骨折

肱骨的外科颈以下至肱骨髁上管状骨区域为肱骨干。肱骨骨干骨折多发生于青壮年。由直接暴力所致的骨折，以肱骨中、上段骨折发生率高，多为横形或粉碎性骨折。桡神经在肱骨中下段后外侧桡神经沟内经过，该处骨折时，常合并桡神经损伤，可出现腕下垂、拇指不能外展、掌指关节不能自主伸直等。由间接暴力引起的骨折多发生于肱骨干的下 1/3，常由于手部或肘部着地，暴力向上传导，加上身体倾倒所产生的剪式应力导致。

在三角肌止点以上的骨折，因肌肉牵拉近折端向内、向前移位，远折端向外、向近端移位。三角肌止点以下的骨折，近折端向前、向外移位，远折端向近端移位。肱骨干下 1/3 骨折的移位方向与暴力作用的方向、前臂和肘关节所处的位置有关，大多数有成角、短缩及旋转畸形，肌力弱者可有分离移位。

一、临床表现及诊断

受伤后，局部出现疼痛、肿胀、畸形，皮下瘀斑，上肢活动障碍。检查可发现假关节活动，骨摩擦感，骨传导音减弱或消失。若合并桡神经损伤，可出现垂腕，各手指掌指关节不能背伸，拇指不能外展，前臂旋后障碍及手背桡侧、虎口区皮肤感觉减退或消失。X 线片可确定骨折的情况及移位方向。

二、治疗

大多数肱骨干骨折如横形或短斜形骨折可采用非手术方法治疗。

（一）手法复位外固定

1. 小夹板固定 骨折复位后，用四块适当长度的小夹板固定，并屈肘 90°位用三角巾悬吊。成人固定 6～8 周，儿童固定 4～6 周。

2. 石膏固定 稳定性骨折复位后，可用 U 形石膏固定。若为中、下段长斜形或长螺旋形骨折、手法复位后不稳定，可采用上肢悬垂石膏固定。为避免骨折端分离，宜采用轻质石膏，并在固定期中严密观察骨折对位对线情况。

（二）手术切开复位外固定

1. 手术指征 ①反复手法复位失败，骨折端对位对线不良，估计愈合后影响功能；②骨折有分离移位，或骨折端有软组织嵌入；③合并神经血管损伤；④陈旧骨折不愈合；⑤影响功能的畸形愈合；⑥同一肢体有多发性骨折；⑦ 8～12 小时以内的污染不重的开放性骨折。

2. 手术方法 在臂丛神经阻滞或高位硬膜外麻醉下行切开复位内固定。术中尽可能达到解剖复位，可根据情况用加压钢板或加压髓内针固定。手术中应注意勿损伤桡神经。

（三）功能锻炼

无论是手法复位外固定，还是切开复位内固定，术后均应早期进行功能锻炼。复位术后抬高患肢，主动练习手指屈伸活动。

第四节　肱骨髁上骨折

肱骨髁上骨折指肱骨远端与内、外髁交界处的骨折，多见于 10 岁以下儿童。处理不当，可引起前臂缺血性肌挛缩，导致爪形手或肘内翻畸形。

肱骨髁上骨折多由间接暴力所致。可分为伸直型和屈曲型。以伸直型骨折最常见，即跌倒时手掌着地，肘关节呈半屈状，间接外力经前臂向上传递导致肱骨髁上伸直型骨折。骨折近端常损伤肱动脉、正中神经、桡神经和尺神经。屈曲型少见，跌倒时肘关节呈屈曲状，肘后部着地，暴力传导至肱骨下端而导致屈曲型骨折，损伤血管和神经概率小。

一、临床表现及诊断

儿童有受伤史，肘部出现疼痛、肿胀、畸形并处于半屈位。检查局部明显压痛，有骨摩擦音及假关节活动，伸直型肘前方可扪到骨折断端，肘后三角关系（尺骨鹰嘴的顶点与肱骨内、外上髁的关系，屈肘时呈等边三角形）正常。在诊断中，应注意有无神经、血管损伤，应特别注意观察前臂肿胀程度，腕部有无桡动脉搏动，手的感觉及运动功能等。肘部正、侧位 X 线片可确定骨折及移位情况，并为选择治疗方法提供依据。

二、治疗

1. 手法复位外固定 受伤时间短，局部肿胀轻，无血循环障碍者，可行手法复位外固定。复位后用后侧石膏托在屈肘位固定 4～5 周，X 线拍片证实骨折愈合良好，即可拆除石膏，开始功能锻炼。

2. 持续牵引 伤后时间较长，局部组织损伤严重，出现骨折部位严重肿胀时，不能立即进行手法复位。应卧床休息，抬高患肢，或用尺骨鹰嘴悬吊牵引，同时加强手指活动，待肿胀消退后进行手法复位。

3. 切开复位内固定 以下情况可选择手术治疗：①手法复位失败；②小的开放伤口，污染不重；③伴有神经、血管损伤。

4. 功能锻炼 无论手法复位外固定，还是切开复位内固定，术后应严密观察肢体血液循环及手的感觉、运动功能。抬高患肢，早期进行手指及腕关节屈伸活动有利于减轻水肿。

第五节　前臂双骨折

前臂双骨折骨折多为外伤所致，青少年多见。可分为尺骨骨折、桡骨骨折、尺桡骨干双骨折、尺骨上 1/3 骨折合并桡骨小头脱位（孟氏骨折）、桡骨下 1/3 骨折合并下尺骨小头脱位（盖氏骨折）。其中以尺、桡骨双骨折常见。

一、临床表现

前臂尺、桡骨干双骨折后，局部肿胀、压痛、畸形，有骨擦音、功能障碍、反常活动，严重者可并发骨筋膜室综合征。

X 线拍片检查应包括肘关节或腕关节，可发现骨折的准确部位、骨折类型及移位方向，以及是否合并有桡骨头脱位或尺骨头脱位。

二、治疗

1. 手法复位外固定　多数骨折可手法复位，用石膏或夹板外固定，使用分骨垫以防尺桡骨再向中间互相靠拢，吊带或三角巾悬吊于胸前。8~12 周可行 X 线复查，拆除外固定。

2. 切开复位内固定

（1）手术指征　①手法复位失败；②受伤时间较短、伤口污染不重的开放性骨折；③合并神经、血管、肌腱损伤；④同侧肢体有多发性损伤；⑤陈旧性骨折或畸形愈合。

（2）手术方法　麻醉后，在止血带控制下手术。可选用钢板螺钉固定或髓内钉固定。

3. 功能锻炼　无论手法复位外固定或切开复位内固定，术后均应抬高患肢，严密观察肢体肿胀程度、感觉、运动功能及血液循环情况。术后 2 周开始进行手指屈伸活动和腕关节活动度。4 周以后开始练习肘、肩关节活动度。8~10 周后拍 X 线片，证实骨折已愈合，才可进行前臂旋转活动。

第六节　桡骨远端骨折

桡骨远端骨折是指距桡骨远端关节面 3 cm 以内的骨折。常见于成年人和老年人，多为间接暴力引起。根据骨折发生原因分伸直型桡骨远端骨折（Colles 骨折）和屈曲型骨折（Smith 骨折）。其中以伸直型常见。

伸直型骨折（Colles 骨折）

多为腕关节处于背伸位，手掌着地，前臂旋前时受伤所致。

一、临床表现

伤后局部疼痛、肿胀、可出现典型畸形姿势，即侧面看呈"餐叉"畸形，正面看呈"枪刺刀"畸形。检查局部压痛明显，腕关节活动障碍。X 线拍片可见骨折远端向桡、背侧移位，近端向掌侧移位。

二、治疗

以手法复位外固定治疗为主，部分需要手术治疗。

1. 手法复位外固定 局部血肿麻醉后，在持续牵引下矫正重叠移位与成角畸形，然后在掌屈、尺偏位用超腕关节小夹板固定或石膏夹板固定 2 周，水肿消退后，在腕关节中立位继续用小夹板或改用石膏固定。

2. 切开复位内固定

（1）手术指征 ①严重粉碎骨折移位明显，桡骨远端关节面破坏；②手法复位失败，或复位成功，外固定不能维持复位。

（2）手术方法 麻醉后，暴露骨折端，在直视下复位，松质骨螺钉、T 形钢板或钢针固定。粉碎严重者，选用外固定架固定，6~8 周后根据 X 线片情况可取消外固定支架。

3. 功能锻炼 无论手法复位或切开复位，术后均应早期进行手指屈伸活动。4~6 周后可去除外固定，逐渐开始腕关节活动。

屈曲型骨折（Smith 骨折）

常由于跌倒时，腕关节屈曲、手背着地受伤引起。也可由腕背部受到直接暴力打击发生。较伸直型骨折少见。

一、临床表现

伤后，腕部下垂，局部肿胀，腕背侧皮下瘀斑，腕部活动受限。检查局部有明显压痛。X 线拍片可发现与伸直型骨折移位方向相反的典型移位，称为反 Colles 骨折或 Smith 骨折。

二、治疗

主要采用手法复位，夹板或石膏固定。复位手法与伸直型骨折相反，基本原则相同。复位后若极不稳定或外固定不能维持复位者，应行切开复位内固定。

第七节 股骨颈骨折

股骨颈骨折为中、老年人常见骨折，与骨质疏松导致的骨质量下降有关。多由跌到时下肢突然扭转，间接暴力作用股骨颈所致。

股骨颈的长轴线与股骨干纵轴线之间形成 110°~140° 的颈干角，平均为 127°。若颈干角 >140°，为髋外翻，<110° 为髋内翻。从矢状面观察，股骨颈的长轴线与股骨干的纵轴线也不在同一平面上，股骨颈有向前的 12°~15° 角，称为前倾角，在股骨颈骨折复位及人工关节置换时应注意此角的存在。

成人股骨头的血液供应有多种来源：① 股骨头圆韧带内的小凹动脉，提供股骨头凹部的血液循环；② 股骨干滋养动脉升支，沿股骨颈进入股骨头；③ 旋股内、外侧动脉的分支，是股骨头、颈的重要营养动脉。旋股内侧动脉损伤是导致股骨头缺血性坏死的主要因素。

一、分类

股骨颈骨折的分类方法较多，按骨折线部位分为头下型骨折、经颈型骨折和基底型骨折；按 X 线表现（Pauwels 角）分为外展型与内收型骨折。

二、临床表现及诊断

中、老年人常摔倒史，伤后髋痛，活动受限，不能站立和行走。稳定骨折有时伤后仍能行走，数天后出现髋痛，活动后加重，甚至不能行走，以后发展为不稳定骨折。检查时可发现患肢短缩、外旋畸形。局部压痛、患肢轴向叩击痛，肢体短缩，大转子上移，表现为 Bryant 三角（平卧位时由髂前上棘向水平面画垂线，再由大转子与髂前上棘的垂线画水平线，构成 Bryant 三角）底边较健侧缩短，大转子超过 Nélaton 线（平卧位时由髂前上棘与坐骨结节之间画线，为 Nélaton）之上。

X 线拍片检查可明确骨折的部位、类型、移位情况。髋部的正位 X 线片不能发现骨折的前后移位，需同时拍摄侧位片才能准确判断移位情况。

三、治疗

1. 非手术疗法　无明显移位的骨折，外展型或嵌入型等稳定性骨折，年龄过大，全身情况差，或合并有严重心、肺、肾、肝等功能障碍者，选择非手术方法治疗。可采用穿防旋鞋，下肢皮牵引，卧床 6~8 周。3 个月后，可逐渐扶双拐下地，患肢不负重行走。6 个月后，可逐渐弃拐行走。

2. 手术疗法

（1）手术指征　①内收型骨折和有移位的不稳定骨折，应采用手术复位内固定术；② 65 岁以上老年人的股骨颈头下型骨折，应采用手术方法治疗；③青少年的股骨颈骨折应尽量达到解剖复位，也应采用手术方法治疗；④由于早期误诊、漏诊，或治疗方法不当，导致股骨颈陈旧骨折不愈合，影响功能的畸形愈合，股骨头缺血坏死，或合并髋关节骨关节炎，应采用手术方法治疗。

（2）手术方法　①闭合复位内固定，外展位牵引复位，在 C 臂监视下用空心加压螺钉经皮内固定；②切开复位内固定，手法复位失败或固定不可靠，或青壮年的陈旧骨折不愈合，宜采用切开复位内固定术；③人工关节置换术，对全身情况尚好的高龄患者股骨头下型骨折，可选择单纯人工股骨头置换术或全髋关节置换术治疗。

3. 术后处理　手术后经过 2~3 周卧床休息，即可在床上起坐，活动膝、踝关节。6 周后扶双拐下地不负重行走。对于人工股骨头置换或全髋关节置换术者可在术后 1~2 周开始下床活动，患肢触地样行走。

第八节　股骨干骨折

股骨干骨折是指股骨小转子与股骨髁之间的骨折，青壮年多见。多因遭受强大的暴力才能发生，骨折后的愈合和重塑的时间也较长。

一、移位特点

股骨干骨折按照骨折部位可分为上 1/3 、中 1/3 和下 1/3 骨折。各部位骨折由于所附着的肌肉起止点的牵拉而出现典型的移位。在上 1/3 骨折，由于髂腰肌、臀中肌、臀小肌和外旋肌的牵拉，使近折端向前、外及外旋方向移位；远折端则由于内收肌的牵拉而向内、后方向移位；股骨干中 1/3 骨折，由于内收肌群的牵拉，使骨折向外成角。下 1/3 骨折，远折端由于腓肠肌的牵拉以及肢体的重力作用而向后方移位，又由于股前、外、内的肌牵拉的合力作用，使近折端向前上移位，形成短缩畸形。

二、临床表现

根据受伤后出现的骨折特有表现，即可做出临床诊断。X 线正、侧位片，可明确骨折的准确部位、类型和移位情况。在下 1/3 段骨折，由于远折端向后移位，有可能损伤腘动脉、腘静脉和胫神经、腓总神经，应同时仔细检查远端肢体的血液循环及感觉、运动功能。单一股骨干骨折因失血量较多，可能出现休克前期临床表现，若合并多处骨折或双侧股骨干骨折，发生休克的可能性更大，应对患者的全身情况做出正确的判断。

三、治疗

股骨干骨折的治疗有多种方法，具体采用哪种方法治疗，取决于患者的年龄、骨折的类型和设备条件。

1. 牵引复位 对比较稳定的股骨干骨折，软组织条件差者，用持续骨牵引复位，配合小夹板固定。成人，可采用 Braun 架固定持续牵引或 Thomas 架平衡持续牵引，牵引重量为体重的 1/7 ~ 1/10，持续牵引 8 ~ 10 周。3 岁以下儿童则采用垂直悬吊皮肤牵引（Bryant 牵引）。

2. 外固定 因腿部肌肉丰富，易发生针道感染，外固定架不是股骨干骨折的最佳选择。但对于股骨干 Gustilo Ⅲ 型开放型损伤、严重粉碎性骨折、骨感染等可选用外固定架治疗。

3. 切开复位内固定

（1）手术治疗的指征 ①非手术疗法失败；②同一肢体或其他部位有多处骨折；③合并神经血管损伤；④老年人的骨折，不宜长期卧床者；⑤陈旧骨折不愈合或有功能障碍的畸形愈合；⑥无污染或污染很轻的开放性骨折。

（2）手术治疗方法 临床上常采用切开复位钢板螺钉内固定或带锁髓内钉固定。

第九节 髌骨骨折

髌骨是人体最大的籽骨，位于股四头肌肌腱内。在膝关节生理运动中起着维护膝关节稳定性的重要作用。髌骨骨折是膝部常见的骨折，以中壮年多见。

一、病因与分类

暴力是导致骨折的主要原因。如跌倒时跪地，髌骨直接撞击地面，发生骨折。由于肌肉的强力牵拉，如股四头肌猛烈收缩将髌骨撕裂。髌骨骨折可分为横断骨折、粉碎骨折、纵型骨折和撕脱型骨折四个类型。

二、临床表现及诊断

伤后膝前肿胀，有时可扪及骨折分离出现的凹陷。膝关节的正、侧位 X 线摄片，可明确骨折的部位、类型及移位程度。

三、治疗

无移位的髌骨骨折采用非手术方法治疗。保持膝关节伸直位，用石膏托或下肢支架固定 4~6 周，即可开始股四头肌等长收缩。有移位的横形骨折，宜采用切开复位张力带钢丝固定、钢丝捆扎固定或记忆合金抓髌器固定，术后可早期进行膝关节活动。

第十节　胫、腓骨骨干骨折

胫、腓骨骨干骨折是较常见的骨折。胫骨的中下 1/3 交界处最容易发生骨折，而此处骨折容易伤及滋养动脉，导致骨折延迟愈合或不愈合。腓骨上段骨折容易伤及腓总神经。胫、腓骨骨干骨折可分为三种类型：①胫、腓骨骨干双骨折；② 单纯胫骨干骨折；③单纯腓骨干骨折。临床上以胫、腓骨骨干双骨折为最多见。胫骨的前、内侧位于皮下，肌肉均位于后外侧，骨折后，断端容易向前内侧刺破皮肤，造成开放性骨折。

一、临床表现

受伤后局部疼痛、肿胀、畸形，可有异常活动。开放性骨折可导致骨折端外露。并发骨筋膜室综合征时，肌肉张力增大，明显压痛，活动足趾产生剧痛；可有足背动脉搏动消失，皮肤苍白。有腓总神经损伤时可出现足下垂等表现。

二、治疗

胫、腓骨骨干骨折的治疗目的是矫正成角、畸形，恢复胫骨上、下关节面的平行关系，恢复肢体长度。

1. 无移位的胫、腓骨骨干骨折　采用小夹板或石膏固定。有移位的横形或短斜形骨折采用手法复位，小夹板或石膏固定。

2. 不稳定的胫、腓骨骨干双骨折　在以下情况时，采用切开复位内固定：①手法复位失败；②严重粉碎性骨折或双段骨折；③污染不重，受伤时间较短的开放性骨折。固定方法可选用钢板螺钉内固定或髓内钉内固定。外固定器特别适用于开放性骨折清创术后的固定，既方便换药，又可及时调整、纠正残余畸形。

第十一节　脊柱骨折和脊髓损伤

脊柱骨折

脊柱骨折十分常见，占全身骨折的 5%~6%，其中胸腰段脊柱骨折最多见。脊柱骨折可以并发脊髓或马尾神经损伤，脊髓损伤是脊柱骨折严重的并发症，常导致患者截瘫，造成终身残疾，甚至危及生命。

一、病因及分类

脊柱骨折由间接暴力或直接暴力引起。间接暴力多见，如自高处坠落，头、肩、足或臀部着地，导致椎体压缩性骨折。直接暴力较少，见于战伤、爆炸伤、直接撞击等。

1. 根据受伤时暴力作用的方向分类

（1）屈曲型　较常见，多发生于胸腰段交界处的椎骨。

（2）伸直型　较少见。

（3）屈曲旋转型　可发生椎间小关节脱位。

（4）垂直压缩型　可引起胸、腰椎粉碎性压缩骨折。

2. 根据损伤的程度和部位分类

（1）胸、腰椎骨折与脱位　包括椎体单纯压缩骨折、椎体粉碎压缩骨折、椎骨骨折脱位。

（2）颈椎骨折与脱位　包括颈椎半脱位、颈椎椎体骨折、颈椎脱位等，常与椎体压缩骨折合并发生。

3. 根据有无神经损伤分类　分为单纯脊柱骨折、脊柱骨折合并脊髓损伤两类。

二、临床表现及诊断

1. 有严重外伤病史如高空坠落，重物撞击腰背部，塌方事件被泥土、矿石掩埋等。

2. 颈椎损伤后头颈疼痛，不能活动，轻者常用两手扶住头部；重者四肢不能活动，呼吸困难，尿潴留，甚至高热死亡。胸腰椎损伤后，主要症状为局部疼痛，站立及翻身困难。腹膜后血肿刺激了腹腔神经节，使肠蠕动减慢，常出现腹痛、腹胀，甚至出现肠麻痹症状。

3. 检查时要详细询问病史、受伤方式、受伤时姿势、伤后有无感觉及运动障碍。

4. 注意多发伤，多发伤病例往往合并有颅脑、胸、腹脏器的损伤。要先处理紧急情况，抢救生命。

5. 检查脊柱时暴露面应足够，必须用手指从上至下逐个按压棘突，如发现位于中线部位的局部肿胀和明显的局部压痛，提示后柱已有损伤，胸腰段脊柱骨折常可摸到后突畸形。检查有无脊髓或马尾神经损伤的表现，如有神经损伤表现，应及时告诉家属或陪伴者，并及时记载在病史卡上。

6. 影像学检查有助于明确诊断，确定损伤部位、类型和移位情况。X 线片是首选的检查方法，但有其局限性，不能显示出椎管内受压情况，凡有中柱损伤或有神经症状者均须作 CT 检查。CT 检查可以显示出椎体的骨折情况，还可显示出有无碎骨片突出于椎管内，并可计算出椎管的前后径与横径损失了多少。CT 片不能显示出脊髓受损情况，为此必要时应作 MRI 检查。在 MRI 片上可以看到椎体骨折出血所致的信号改变和前方的血肿，还可看到因脊髓损伤所表现出的异常高信号。

三、急救搬运

脊柱骨折者从受伤现场运输至医院的急救搬运方式至关重要。搬运时一人抬头，一人抬脚或用搂抱，会增加脊柱的弯曲，可将碎骨片向后挤入椎管内加重脊髓的损伤，是错误的方法。正确的方法是采用担架、木板、甚至门板运送。先使伤员双下肢伸直，木板放在伤员一侧，三人用手将伤员平托至门板上；或三人采用滚动法，使伤员保持平直状态，成一整体滚动至木板上。对于有其他严重多发伤者，应先治疗其他损伤，以挽救伤员生命。

四、治疗

（一）颈椎骨折

1. 稳定型颈椎骨折 轻者用枕颌带悬吊卧位牵引复位，有明显压缩脱位者采取持续颅骨牵引复位，牵引重量 3 ~ 5 kg，复位牵引 2 ~ 3 周后用头颈胸石膏固定 3 个月。

2. 爆破型骨折 有神经症状者需手术去除碎骨片、减压、植骨融合及内固定治疗。

（二）胸腰椎骨折

1. 单纯压缩性骨折 椎体压缩不足 1/3 者或不能耐受复位和固定的老年患者，可卧硬板床，骨折部位垫厚枕使脊柱过伸，3 天后锻炼腰背肌，第 3 个月开始下地稍许活动，但以卧床休息为主，3 个月后逐渐增加下床活动的时间，椎体压缩大于 1/3 的年轻患者，可采用双踝悬吊法过伸复位，复位后用石膏背心固定 3 个月。

2. 爆破型骨折 对无神经症状并证实无骨折片挤入椎管者，可采用双踝悬吊法复位，如有神经症状并有骨折片挤入椎管者需手术治疗。

脊髓损伤

脊髓损伤是脊柱骨折的严重并发症，由于骨折后椎骨的移位或碎骨片突入椎管内，导致脊髓或马尾神经不同程度的损伤。若损伤的脊髓平面以下出现感觉、运动、反射及括约肌功能部分丧失，称不完全瘫痪；若完全丧失称完全瘫痪。

一、病因和分类

脊髓损伤多由交通意外、工伤事故引起，尤其在战时或震伤中多见，按脊髓损伤的程度和部位分为以下几种。

1. 脊髓震荡 是最轻的脊髓损伤。脊髓受到强烈震荡后，立即发生迟缓性瘫痪，出现暂时性的功能抑制。

2. 脊髓挫伤和出血 为脊髓的实质性破坏。脊髓外观完整，内部可有出血、水肿、神经细胞破坏和神经传导纤维束的中断。可导致脊髓软化及瘢痕形成，预后差别较大。

3. 脊髓断裂 脊髓的连续性发生中断，可为完全性和不完全性。不完全性常伴挫伤，又称挫裂伤。脊髓断裂预后恶劣。

4. 脊髓受压 骨折移位，碎骨片挤入椎管直接压迫脊髓，后方皱褶的黄韧带和血肿也可对脊髓产生压迫，产生一系列病理变化。若治疗及时，脊髓压迫症状被解除，脊髓功能可望部分或完全恢复；受压过久，可因脊髓血液循环障碍而发生软化、萎缩或瘢痕形成，瘫痪难以恢复。

5. 马尾神经损伤 受伤平面以下出现迟缓性瘫痪。

二、临床表现

胸段脊髓损伤表现为截瘫，颈段脊髓损伤常出现四肢瘫痪。

1. 脊髓震荡 损伤平面以下感觉、运动、反射及括约肌功能全部丧失。无组织形态学病理变化，常在数分钟或数小时内逐渐恢复，一般不留后遗症。

2. 脊髓挫伤及出血 表现为单侧或双侧同一水平的感觉、运动、反射及括约肌功能暂时完全丧失或减弱。其预后取决于脊髓挫伤及出血的程度、脊髓受压和解压的时间。

3. 脊髓断裂 损伤平面以下感觉、运动、反射及括约肌功能完全丧失。

4. 马尾神经损伤 马尾神经损伤很少为完全性。表现为损伤平面以下迟缓性瘫痪，出现感觉、运动及括约肌功能丧失；肌张力降低和腱反射消失。

三、治疗

1. 合适的固定 防止因损伤部位不稳而产生脊髓的再损伤。颈髓损伤一般先采用枕颌带牵引或持续的颅骨牵引。胸腰段脊髓损伤，采用卧硬板床休息、轴线翻身。

2. 减轻脊髓水肿和继发性损害

（1）地塞米松 10~20 mg 静脉滴注，连续应用 5~7 天。

（2）20% 甘露醇 250 ml，静脉快速滴注，100 滴每分钟，每日 2 次，连续 5~7 天。

（3）甲泼尼龙冲击疗法。

（4）高压氧治疗。

3. 手术治疗 手术只能解除对脊髓的压迫和恢复脊柱的稳定性，目前还无法使损伤的脊髓恢复功能。手术的途径和方式视骨折的类型和致压物的部位而定。手术的指征是：①脊柱骨折-脱位有关节突交锁者；②脊柱骨折复位不满意，或仍有脊柱不稳定因素存在者；③影像学显示有碎骨片突出至椎管内压迫脊髓者；④瘫痪平面不断上升，提示椎管内有活动性出血者。

第十二节 骨盆骨折

骨盆骨折多由强大暴力或直接撞击造成，如车祸、高空坠落等，常伴有腹腔、盆腔脏器损伤、大出血，甚至休克。

一、临床表现

1. 伤后局部广泛疼痛、皮下淤血，双下肢活动受限。

2. 骨盆分离试验与挤压试验阳性。医生双手交叉撑开两髂嵴，此时两骶髂关节的关节面凑合得更紧贴，而骨折的骨盆前环产生分离，如出现疼痛即为骨盆分离试验阳性。医生用双手挤压患者的两髂嵴，伤处出现疼痛为骨盆挤压试验阳性。有时在做以上两项检查时偶然会感到骨擦音。

3. 肢体长度不对称。有移位的骨盆骨折，可用测量来度衡。用皮尺测量胸骨剑突与两髂前上棘之间的距离。向上移位的一侧长度较短。也可以测量脐孔与两侧内踝尖端之间的距离。

4. 会阴部的瘀斑是耻骨和坐骨骨折的特有体征。

5. X 线检查可显示骨折类型及骨折块移位情况，但骶髂关节情况以 CT 检查更为清晰。只要情况许可，骨盆骨折病例都应该做 CT 检查。

二、诊断

依据外伤史、临床表现，辅以 X 线检查，诊断不难做出。重要的是应及时对其并发症及腹腔脏器损伤做出诊断。

三、合并征

骨盆骨折常伴有严重合并征，而且常较骨折本身更为严重，应引起重视。常见的有以下几种。

1. 腹膜后血肿 骨盆各骨主要为松质骨，邻近又有许多动脉、静脉丛，血液供应丰富。骨折可引起广泛出血，巨大血肿可沿腹膜后疏松结缔组织间隙蔓延至肠系膜根部、肾区与膈下，还可向前至腹壁。如为腹膜后主要大动脉、大静脉断裂，患者可以迅速死亡。

2. 腹部脏器损伤 分实质性脏器损伤与空腔脏器损伤。实质性脏器损伤为肝、肾、脾的破裂，表现为腹痛与失血性休克；空腔脏器损伤指充气的肠曲在暴力与脊柱的夹击下可以爆破穿孔或断裂，表现为急性弥漫性腹膜炎。

3. 膀胱或后尿道损伤 尿道的损伤远比膀胱损伤多见，坐骨支骨折容易并发后尿道损伤。

4. 直肠损伤 较少见，是会阴部撕裂的后果，女性常伴有阴道壁的撕裂。直肠破裂如发生在腹膜反折以上可引起弥漫性腹膜炎；如在反折以下，则可发生直肠周围感染。

5. 神经损伤 主要是腰骶神经丛与坐骨神经损伤。腰骶神经丛损伤大都为节前性撕脱，预后差；骶骨 2 区与 3 区的骨折则容易发生骶 1 及骶 2 神经根损伤。骶神经损伤会发生括约肌功能障碍。

四、治疗

骨盆骨折的治疗原则是：首先处理威胁生命的颅脑、胸部、腹部等重要脏器的损伤以及盆腔大血管损伤；积极救治创伤性休克，待生命体征稳定后再进行骨盆骨折的处理。

1. 重度骨盆骨折送入外科监控室治疗。有休克时应积极抢救，各种危及生命的合并征应首先处理。

2. 应根据全身情况决定治疗步骤，有腹内脏器官损伤及泌尿道损伤者应与相关科室协同处理。在进行腹腔手术时，应注意切勿打开后腹膜血肿。

3. 骨盆骨折本身的处理

（1）骨盆边缘性骨折 无移位者不必特殊处理。髂前上、下棘撕脱骨折可于髋、膝屈曲位卧床休息 3~4 周；坐骨结节撕脱骨折，则在卧床休息时采用大腿伸直、外旋位。只有极少数骨折片翻转移位明显者才需手术处理。髂骨翼部骨折只需卧床休息 3~4 周即可下床活动；但也有主张对移位者采用长螺钉或钢板螺钉内固定。

（2）骶尾骨骨折 都采用非手术治疗，以卧床休息为主，骶部垫气圈或软垫，3~4 周疼痛症状逐渐消失。有移位的骶骨骨折，可经肛门，将骨折片向后推挤复位，但易再度移位。

（3）骨盆环单处骨折 由于这一类骨折无明显移位，只需卧床休息。症状缓解后即可下床活动。用多头带做骨盆环形固定可以减轻疼痛。

（4）单纯性耻骨联合分离　较轻者可用骨盆兜悬吊固定。注意此法不宜用于来自侧方挤压力量所致的耻骨支横形骨折。骨盆悬吊治疗耻骨联合分离时间长，愈合差，目前大都主张手术治疗，在耻骨弓上缘用钢板螺钉做内固定。

（5）骨盆环双处骨折伴骨盆环断裂　大都主张手术复位及内固定，再加上外固定支架。如果患者有低血压伴有腹腔内出血或有尿道损伤需做剖腹手术者，则于剖腹手术后立即做骨盆前半部骨折或脱位的切开复位内固定术。

本章小结

临床常见骨折中多见的是四肢骨折。本章重点是四肢骨折的诊断、治疗。诊断中特别具有临床意义的是各种专有体征。X线有确诊意义。必要时CT、MRI具有重要意义。骨折的治疗中注意掌握手术指征。功能锻炼是防止发生并发症和及早恢复生理功能的重要保证，是骨折康复的重要保证。

目标检测

一、选择题

【A1／A2型题】

1. 男孩，4岁，1小时前摔倒后右肩部疼痛。查体：头向右侧偏斜，右肩下沉，右侧上肢活动障碍，Dugas征阴性。最可能的诊断是

　　A. 锁骨骨折　　　　　　　　　　B. 正中神经损伤

　　C. 桡骨头半脱位　　　　　　　　D. 肘关节脱位

　　E. 肩关节脱位

扫码"练一练"

2. 女，72岁。摔倒后左肩部着地受伤，肩部肿胀，疼痛，肩关节活动障碍。X线片显示左侧肱骨外科颈骨皮质连续性中断，无明显移位。首选的治疗方法是

　　A. 切开复位内固定　　　　　　　B. 小夹板外固定

　　C. 三角巾悬吊贴胸位固定　　　　D. 石膏外固定

　　E. 尺骨鹰嘴骨牵引＋夹板固定

3. 肱骨中段骨折，最容易损伤的神经是

　　A. 尺神经　　　　　　　　　　　B. 桡神经

　　C. 正中神经　　　　　　　　　　D. 肌皮神经

　　E. 腋神经

4. 符合伸直型肱骨髁上骨折特点的描述是

　　A. 肘后三角异常改变　　　　　　B. 骨折线由前上斜向后下

　　C. 骨折线由前下斜向后上　　　　D. 常伴有正中神经损伤

　　E. 患肘向前突出呈后伸位

5. 女性，60 岁。不慎跌倒，右手背着地，当即右腕肿痛，腕下垂，活动受限。其首选的诊断是

    A. Colles 骨折   B. Smith 骨折

    C. 尺神经损伤   D. 桡神经损伤

    E. 腕关节脱位

6. 伸直型桡骨下端骨折的畸形是

    A. 垂腕型   B. 银叉型

    C. 尺偏型   D. 爪型

    E. 僵硬型

7. 股骨头的主要血液供应来源是

    A. 旋股内、外侧动脉的分支   B. 股圆韧带内的小凹动脉

    C. 股骨干的滋养动脉升支   D. 闭孔动脉

    E. 阴部内、外动脉

8. 股骨颈骨折时，股骨头缺血性坏死率最高的是

    A. 完全性头下骨折   B. 不完全性基底骨折

    C. 完全性基底骨折   D. 不完全性经颈骨折

    C. 完全性经颈骨折

9. 股骨颈骨折 Pauwels 角是指

    A. 股骨颈长轴线与股骨干纵轴线之间的夹角

    B. 股骨颈长轴线与股骨颈骨折线之间的夹角

    C. 股骨颈骨折线与股骨干纵轴线之间的夹角

    D. 股骨颈骨折线与两大转子连线之间的夹角

    E. 股骨颈骨折线与两髂峰连线之间的夹角

10. 女，65 岁。摔伤致右髋关节疼痛、功能障碍。X 线片示右股骨颈头下骨皮质连续性中断，Pauwels 角 60°。该股骨颈骨折属于

    A. 稳定型骨折   B. 关节外骨折

    C. 不完全骨折   D. 外展骨折

    E. 内收骨折

11. 股骨颈骨折最常见的体征是患肢多呈

    A. 屈曲、内收、内旋畸形

    B. 伸直、外展、内旋畸形

    C. 缩短、内旋、外展畸形

    D. 短缩、外旋、内收畸形

    E. 屈曲、外展、内旋畸形

12. 老年女性。不慎摔倒，左髋部着地，当即左髋剧痛，不能站立，急诊来院。检查见左下肢缩短，外旋畸形。其最可能的诊断是

    A. 左髋关节前脱位   B. 左髋关节后脱位

    C. 左髋关节中心脱位   D. 左股骨颈骨折

    E. 左股骨干骨折

13. 大腿受伤后确诊股骨干骨折最主要的依据是

    A. 伤处严重淤血　　　　　　　　B. 大腿中部肿胀

    C. 大腿中部静脉怒张　　　　　　D. 大腿中部异常活动

    E. 伤处疼痛剧烈不敢活动

14. 男性，35 岁。因车祸致右小腿受伤，经拍 X 线片诊断为右胫骨中下 1/3 交界处斜形骨折。其易发生

    A. 骨筋膜室综合征　　　　　　　B. 脂肪栓塞

    C. 延迟愈合或不愈合　　　　　　D. 血管损伤

    E. 神经损伤

15. 男，16 岁。左胫腓骨闭合性骨折，管形石膏外固定，3 小时后左小腿出现胀痛，并持续加重，足趾麻木，被动牵拉痛，对其首要的处理是

    A. 给予止痛药物、继续观察

    B. 立即拆除石膏

    C. 给予脱水药、继续观察

    D. 给予抗生素治疗

    E. 不需处理、继续观察

16. 某建筑工人，从高处坠落，腰背挫伤，双下肢弛缓性瘫痪，来院急诊。检查见腰椎不能活动，双侧腹股沟以下感觉、运动及反射消失。X 线片显示 T_{12} 椎体压缩性骨折。入院后 2 小时其双下肢功能逐渐恢复。该患者的脊髓伤可能是

    A. 脊髓震荡　　　　　　　　　　B. 脊髓出血

    C. 脊髓水肿　　　　　　　　　　D. 脊髓受压

    E. 马尾损伤

17. 男，56 岁。高空坠落伤。查体：呼吸困难，颈部压痛，双肺闻及痰鸣音，四肢瘫痪。X 线片显 $C_{4 \sim 5}$ 骨折脱位，首先采取的治疗措施是

    A. 颈托制动　　　　　　　　　　B. 颌枕带牵引

    C. 气管切开　　　　　　　　　　D. 手术复位固定

    E. 应用呼吸兴奋剂

18. 男，25 岁。高处坠地，现场见：患者清醒，$T_{10 \sim 11}$ 压痛，剑突以下感觉运动障碍，最恰当的急救搬运是

    A. 一人搂抱　　　　　　　　　　B. 一人抬头，一人抬足

    C. 一人背运　　　　　　　　　　D. 二人扶架而走

    E. 患者平卧木板搬运

19. 男，25 岁。工地高空坠落受伤，出现血压下降，腹胀，腹痛。查体见髂骨挤压分离试验阳性，双下肢不等长，会阴部瘀斑。首先考虑的诊断是

    A. 股骨颈骨折　　　　　　　　　B. 股骨干骨折

    C. 髋关节脱位　　　　　　　　　D. 骨盆骨折

    E. 脊柱骨折

20. 男，52 岁，井下作业巷道塌方砸伤腹部。查体：P 120 次/分，BP 80/50 mmHg，颜面苍白，腹部明显压痛；耻骨联合处压痛，挤压试验阳性。腹腔穿刺抽出约 15 ml 血性液

体。首先应考虑骨盆骨折合并

    A. 肝脾破裂   B. 腹膜后血肿

    C. 尿道损伤   D. 膀胱损伤

    E. 直肠损伤

二、简答题

1. 简述桡骨远端伸直型骨折（Colles 骨折）临床表现及治疗原则。

2. 简述脊柱骨折的急救搬运。

第六章 关节脱位

扫码"学一学"

案例导入

患者，男，28岁。因"右髋外伤后疼痛，活动障碍1小时"入院，1小时前，患者翘"二郎腿"乘公交车时，突遇急刹车，左膝顶撞于前排座椅靠背上，当即左髋剧痛，不能活动，而急来就诊。查体：仰卧位，左下肢短缩，左髋呈屈曲内收内旋畸形，左髋弹性固定状态，活动受限，右下肢感觉正常。

问题：

1. 该患者可能的诊断是什么？
2. 如何明确诊断与处理？

第一节 概 述

关节脱位是指组成关节各骨的关节面失去正常的对合关系。关节脱位的命名一般应包括关节的解剖名称、脱位的病因和脱位的方向，脱位的方向以关节远端骨端移位的方向命名，如肩关节外伤性锁骨下脱位，是指因外伤所致肱骨头移至锁骨下方。因外伤所致的关节脱位最常见。

一、分类

（一）按脱位的病因分类

1. 创伤性脱位 正常关节受到暴力作用而发生的脱位，为最常见的脱位类型。

2. 习惯性脱位 创伤性脱位时，受损的骨、关节囊和（或）韧带等结构未得到有效修复。日后遇有轻微外力便可反复脱位，也称为反复性脱位，反复性肩关节脱位最常见。

3. 先天性脱位 胚胎发育或后天发育异常所致的关节脱位，如发育性髋关节脱位。

4. 病理性脱位 关节结构被病变破坏后发生的脱位，如骨关节结核或化脓性关节炎引起的脱位。

（二）按脱位后时间分类

1. 新鲜脱位　3周以内的关节脱位。

2. 陈旧性脱位　超过3周的关节脱位。

（三）按关节的完整性分类

1. 闭合性脱位　关节腔不与外界相通。

2. 开放性脱位　关节腔与外界相通。

（四）按脱位的程度分类

1. 完全脱位　关节完全失去了正常对合关系。

2. 半脱位　关节丧失了一部分对合关系，如桡骨头半脱位。

（五）按远侧骨端关节面移位方向分类

按远侧骨端关节面移位方向分类分为前脱位、后脱位、侧方脱位等。

二、临床表现

创伤性关节脱位最常见，关节脱位后有如下临床表现。

1. 一般表现　局部疼痛、肿胀、瘀斑、关节功能障碍，可合并骨折、开放性伤口或血管、神经损伤。

2. 关节脱位的专有体征　典型表现为：①畸形，关节脱位后出现明显畸形，如局部异常隆起、关节变粗大、肢体短缩或增长等；②关节窝空虚，关节脱位后出现关节窝空虚，如肩关节脱位出现方肩畸形，触诊可摸到关节盂处空虚，邻近可触及脱位的关节端；③弹性固定，关节脱位后失去正常活动的结构基础，关节不能正常对合，由于肌肉痉挛及关节囊的牵张作用很大，在这种状态下关节被动活动可感到明显的对抗弹性，不能完成关节的运动，称弹性固定。

3. 影像学检查　根据病史和临床表现，关节脱位的诊断大多不难。X线检查可明确脱位的方向、程度及是否合并骨折等，必要时可作CT检查以助诊断。

三、治疗

关节脱位的治疗原则是：及时复位、妥善固定和合理的功能锻炼。

（一）复位

以手法复位为主。时间越早越好，越早越容易复位。陈旧性脱位关节腔内充填肉芽组织，关节周围的软组织粘连及挛缩，手法复位往往难以成功。

1. 手法复位　复位时应按照一定的规则顺脱位的原路径返回，在牵引状态下配合其他手法一般均能复位，肌肉强壮或较大关节脱位的复位往往需要在麻醉下进行，这样能够获得较好的肌松，复位容易，减少复位的并发症。复位时严禁动作粗暴，以免加重损伤。复位的瞬间常可听到或感觉到脱位的关节端滑入关节盂的弹响。复位成功的标志是：①关节的被动活动恢复正常；②骨性标志复原；③X线检查证实已经复位。

2. 切开复位　下列情况应进行切开复位：①合并关节内骨折，手法复位后骨折复位不满意、不稳定者；②软组织嵌入关节腔，手法复位失败者；③陈旧性脱位，手法复位失败者。

（二）固定

关节脱位伴随着不同程度的软组织损伤，复位后需将关节固定在适当的位置上，使撕裂的关节囊、韧带及肌肉等得到良好的愈合，保证关节有一个稳定的正常结构，固定时间一般为2～3周，固定时间不足是发生反复性脱位的重要原因。陈旧性脱位的固定时间应适当延长。根据不同部位的脱位，可选用三角巾、绷带、夹板、石膏、支具或牵引等方式进行固定。

（三）功能锻炼

关节脱位的治疗目的是恢复关节功能，在固定期间要积极做患肢的肌肉舒缩运动和其他关节的主动运动，以改善血液循环，消除肿胀，防止肌肉萎缩和关节僵硬。解除固定后循序渐进地进行被固定关节的运动，既要主动运动，也要被动运动，可配合使用关节功能锻炼器（CPM）及热敷、理疗、温水浴等。对关节僵硬不可粗暴扳拉，以免增加新的损伤。

第二节　常见关节脱位

一、肩关节脱位

肩关节脱位又称肱盂关节脱位，组成肩关节的骨关节面失去正常的对合关系称为肩关节脱位。参与肩关节运动的关节包括肱盂关节、肩锁关节、胸锁关节，但以肱盂关节的活动最为重要。肱盂关节由肱骨头与肩胛盂构成。肩胛盂浅，肱骨头大，肩关节活动范围又大，临床上易发生脱位。

（一）分类

根据肱骨头脱位的方向可分为前脱位、后脱位、上脱位及下脱位四型，以前脱位最多见。由于暴力的大小、力作用的方向以及肌肉的牵拉，前脱位时，肱骨头可能位于锁骨下、喙突下、肩前方及关节盂下。

（二）临床表现

有上肢外展外旋或后伸着地受伤病史，肩部疼痛、肿胀、肩关节活动障碍，患者有以健手托住患侧前臂、头向患侧倾斜的特殊姿势，即应考虑有肩关节脱位的可能。检查可发现患肩呈"方肩"畸形，肩胛盂处有空虚感，上肢有弹性固定；Dugas征阳性（即将患侧肘部紧贴胸壁时，手掌搭不到健侧肩部，或手掌搭在健侧肩部时，肘部无法贴近胸壁）；X线正位、侧位片及穿胸位片可明确肩关节脱位的类型、移位方向及有无撕脱骨折。必要时行CT扫描。

严重创伤时，肩关节前脱位可合并神经、血管损伤，应注意检查患侧上肢的感觉及运动功能。

（三）治疗

无论肩关节脱位的类型及肱骨头所处的位置不同，均应首先采用手法复位、外固定方式治疗。

1. 手法复位 常采用在局部浸润麻醉下行足蹬复位法（Hippocrates 法）：患者仰卧，术者站在患侧床边，腋窝处垫棉垫，以同侧足跟置于患者腋下靠胸壁处，双手握住患肢于外展位作徒手牵引，以足跟顶住腋部作为反牵引力。左肩脱位时术者用左足，右肩脱位时则用右足。牵引须持续，用力须均匀，牵引一段时间后肩部肌逐渐松弛，此时内收、内旋上肢，肱骨头便会经前方关节囊的破口滑入肩胛盂内，可感到有弹跳或听到响声，提示复位成功，复查 Dugas 征，由阳性转为阴性。

2. 固定方法 单纯性肩关节脱位复位后可用三角巾悬吊上肢，肘关节屈曲 90°，腋窝处垫棉垫固定 3 周，合并大结节骨折者应延长 1~2 周。

3. 功能锻炼 固定期间须活动腕部与手指，解除固定后，鼓励患者主动锻炼肩关节各个方向活动。功能锻炼应循序渐进。

二、肘关节脱位

肘关节脱位因暴力与损伤机制不同，分为前脱位与后脱位，以前脱位常见。

（一）临床表现

有上肢外伤史，肘部疼痛、肿胀、活动障碍；检查发现肘后突畸形；前臂处于半屈位，并有弹性固定；肘后出现空虚感，可扪到凹陷；肘后三角关系发生改变。侧方脱位可合并神经损伤，应检查手部感觉、运动功能。

肘部正、侧位 X 线片可发现肘关节脱位的移位情况、有无合并骨折。

（二）治疗

1. 手法复位固定 可以采用一人复位法，不用助手。也可用双手握住上臂下段，八个手指在前方，两个拇指压在尺骨鹰嘴突上，肘关节处于半屈曲位，拇指用力方向为前臂的纵轴，其他八指则将肱骨远端推向后方。复位成功的标志为肘关节恢复正常活动，肘后三点关系恢复正常。复位后，用长臂石膏托固定肘关节于屈曲 90°，再用三角巾悬吊胸前 2~3 周。

2. 手术治疗 手法复位失败常表示关节内有骨块或软组织嵌入，超过 3 周的陈旧性脱位或合并神经血管损伤时应手术切开复位。

3. 功能锻炼 在固定期间即应开始早期功能锻炼，嘱患者做肱二头肌收缩动作，并活动手指与腕部。解除固定后应及早练习肘关节屈、伸和前臂旋转活动。不可请他人强力拉扳，以防止骨化性肌炎。

三、桡骨头半脱位

桡骨头半脱位多发生在 5 岁以下的儿童。绝大多数情况下，桡骨头为向桡侧的半脱位，完全脱位的很少发生，向前方的脱位更为少见。

（一）临床表现及诊断

儿童的腕、手有被向上的牵位受伤史，患儿感肘部疼痛，活动受限，哭闹不止，前臂处于半屈位及旋前位。检查肘部外侧有压痛，即应诊断为桡骨头半脱位。X 线片常不能发现桡骨头有脱位改变。

（二）治疗

不用麻醉即可进行手法复位。术者一手握住小儿腕部，另一手托住肘部，以拇指压在桡骨头部位，肘关节屈曲至90°，做轻柔的前臂旋后、旋前活动，反复数次，并用拇指轻轻推压桡骨头即可复位。复位成功的标志是可有轻微的弹响声，肘关节旋转、屈伸活动正常。

四、髋关节脱位

髋关节是人体最大的关节，结构稳固，不但髋臼深，与股骨头之间具有真空吸引力，周围又有坚强的韧带和丰厚的肌群保护，因此只有强大的暴力才会引起髋关节脱位。按股骨头脱位后的方向可分为前脱位、后脱位、中心脱位三种类型，以后脱位常见。

（一）临床表现及诊断

全部髋关节脱位中后脱位占85%～90%。大部分髋关节后脱位发生于交通事故，当患者处于屈膝及髋关节屈曲内收，股骨则有轻度的内旋，当膝部受到暴力时，股骨头即从髋关节囊的后下部薄弱区脱出。髋关节后脱位临床表现及主要诊断依据如下。

1. 明显外伤史，通常暴力很大。例如车祸或高处坠落。

2. 有明显的疼痛，髋关节不能主动活动。

3. 患肢缩短，髋关节呈屈曲、内收、内旋畸形。

4. 检查时可以在臀部摸到脱出的股骨头，且大转子明显上移。

5. 部分病例有坐骨神经损伤表现。

6. X线检查可了解脱位情况以及有无骨折，必要时行CT检查了解骨折移位情况。

（二）治疗

1. 复位 在麻醉下行手法复位。宜尽早复位，应尽可能在24小时内复位完毕。常用的复位方法为Allis法，即提拉法。患者仰卧于地上，一助手蹲下用双手按住患者髂骨以固定骨盆。术者面对患者站立，先使髋关节、膝关节各屈曲至90°，然后以双手握住患者的腘窝作持续的牵引，也可以用前臂的上段套住腘窝作牵引，待肌松弛后，略作外旋，便可以使股骨头还纳至髋臼内。可以感到明显的弹跳与响声，提示复位成功。复位后畸形消失，髋关节活动亦恢复。

2. 固定、功能锻炼 复位后用绷带将双踝暂时捆在一起，于髋关节伸直位下将患者搬运至床上，患肢作皮肤牵引或穿丁字鞋2～3周。卧床期间作股四头肌收缩动作。2～3周后开始活动关节，4周后扶双拐，患肢触地样下地活动，3个月后可完全负重。

本章小结

关节脱位是运动系统常见疾病。最常见的原因是暴力。主要的临床表现是局部疼痛、肿胀、瘀斑、关节功能障碍，可合并骨折、开放性伤口或血管、神经损伤。专有体征为：①畸形；②关节窝空虚；③弹性固定。X线有确诊意义。关节脱位一般愈后较好。关节脱位的治疗有三大原则，即复位、固定和功能锻炼。功能锻炼是防止发生并发症和及早恢复生理功能的重要保证。

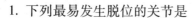

目标检测

一、选择题

【A1／A2 型题】

1. 下列最易发生脱位的关节是
   A. 肩关节　　　　　　　　　　　B. 髋关节
   C. 膝关节　　　　　　　　　　　D. 肘关节
   E. 踝关节

2. 将患肢放在对侧肩部时，肘不能贴胸，而肘部贴胸时，手不能放在肩部，称为
   A. 杜加征阳性　　　　　　　　　B. 托马斯征阳性
   C. 川德伦伯征阳性　　　　　　　D. 盖氏征阳性
   E. 加强试验阳性

3. 中年男性，右上肢外展牵拉伤，患肩疼痛，以健手托患侧前臂。检查患侧方肩，杜加征阳性。其可能的诊断是
   A. 锁骨骨折　　　　　　　　　　B. 肱骨解剖颈骨折
   C. 肱骨颈骨折　　　　　　　　　D. 肩关节脱位
   E. 肩锁关节脱位

4. 女，38 岁。右肩部外伤后疼痛、活动受限 2 小时。查体：右侧肩胛盂处有空虚感，Dugas 征阳性。X 线检查未见骨折。首选的治疗方法是
   A. 切开复位　　　　　　　　　　B. 肩部绷带固定
   C. 三角巾悬吊固定　　　　　　　D. 外展支具固定
   E. 麻醉下 Hippocmtes 法复位

5. 肘关节脱位的特有体征是
   A. 患肘肿痛、不能活动　　　　　B. 以健侧手托患侧前臂
   C. 肘后三角关系正常　　　　　　D. 肘后三角关系异常
   E. 肘关节处于半伸直位

6. 桡骨头半脱位的治疗措施是
   A. 手法复位不必固定　　　　　　B. 切开复位内固定
   C. 切开复位韧带修复　　　　　　D. 手法复位外固定
   E. 切开复位＋外固定

7. 3 岁，男童。母亲为之穿衣牵拉右手臂后突然哭闹，不敢屈肘持物，其诊断应首先考虑
   A. 右肱骨髁上骨折　　　　　　　B. 右肩关节脱位
   C. 右肘关节脱位　　　　　　　　D. 右腕关节脱位
   E. 右桡骨头半脱位

8. 女孩，3 岁。1 小时前被牵拉右前臂后哭闹不安，不肯用右手持物。查体：右前臂处于半屈旋前位，右肘部轻度压痛，无明显肿胀。X 线检查未见明显异常。最可能的诊断是

· 100 ·

A. 尺神经损伤　　　　　　　　　　B. 肘关节脱位

C. 桡神经损伤　　　　　　　　　　D. 正中神经损伤

E. 桡骨头半脱位

9. 男，21 岁。车祸致右髋关节受伤，出现右髋部疼痛、外展、外旋、屈曲畸形，弹性固定。正确的诊断是

A. 髋关节前脱位　　　　　　　　　B. 股骨干骨折

C. 骨盆骨折　　　　　　　　　　　D. 髋关节后脱位

E. 髋关节中心性脱位

10. 髋关节后脱位的典型体征是

A. 髋关节伸直、内收、外旋畸形　　　B. 髋关节屈曲、内收、内旋畸形

C. 髋关节屈曲、外展、内旋畸形　　　D. 髋关节屈曲、内收、外旋畸形

E. 髋关节伸直、外展、内旋畸形

11. 30 岁，男性。驾车撞树受伤，伤后右髋关节疼痛剧烈不能活动。查体：患肢短缩，呈屈曲、内收、内旋畸形，应首先考虑的诊断是

A. 股骨颈骨折　　　　　　　　　　B. 股骨干骨折

C. 髋关节后脱位　　　　　　　　　D. 髋关节前脱位

E. 坐骨神经损伤

12. 女，37 岁。交通事故中右下肢受伤 3 小时。查体：右下肢缩短，右髋关节呈屈曲、内收、内旋畸形，右足背麻木，背屈无力。最可能的诊断是

A. 髋关节中心脱位，坐骨神经损伤

B. 髋关节前脱位，坐骨神经损伤

C. 髋关节前脱位，闭孔神经损伤

D. 髋关节后脱位，股神经损伤

E. 髋关节后脱位，坐骨神经损伤

13. 髋关节后脱位复位时应该是

A. 在全麻或椎管麻醉下行手法复位　　B. 复位后应行石膏固定 1~2 周

C. 复位后可即刻扶拐下地活动　　　　D. 必须切开复位

E. 可先行牵引 2~3 天后进行复位

二、简答题

1. 简述关节脱位的专有体征。

2. 简述肩关节脱位的临床表现及治疗原则。

第七章 手外伤

扫码"学一学"

第一节 概　　述

一、应用解剖

手的姿势有休息位和功能位。手的休息位即手处于自然静止状态的姿势。此种姿势手内在肌和外在肌、关节囊、韧带的张力处于相对平衡状态。表现为腕关节背伸 $10° \sim 15°$，轻度尺偏，掌指关节和指间关节呈半屈曲位，从示指到小指越向尺侧屈曲角度越大，各指尖指向腕舟骨结节，拇指轻度向掌侧外展，其指腹接近或触及示指远侧指间关节桡侧。如屈指肌腱损伤，该手指处于伸直位而使手的休息位发生改变。手的功能位是手可以随时发挥最大功能的位置，如张手、握拳、捏物等。表现为腕关节背伸 $20° \sim 35°$，轻度尺偏，拇指处于对掌位，其掌指关节和指间关节微屈，其他手指略微分开，掌指关节及近侧指间关节呈半屈曲位，远侧指间关节轻度屈曲，各指的关节屈曲位置较一致。手外伤后，特别是估计日后关节功能难以恢复正常，甚至会发生关节强直者，在此位置固定可使伤手保持最大的功能。

二、病因

手外伤的常见致伤原因有刺伤、锐器伤、钝器伤、挤压伤及火器伤。不同的致伤原因对手的损伤程度、性质、范围亦不同，临床应进行相应的检查和处理。

三、检查和诊断

手外伤一般较少引起全身症状，但严重手外伤不仅可能引起严重的全身症状，而且可能合并身体其他部位的损伤。检查时，应首先检查患者的全身情况。手部检查亦应系统而全面，为下一步处理做好充分的思想准备。

1. 伤口检查 检查伤口的部位、大小、深度，损伤性质和皮肤缺损情况，疑有骨折时应拍摄 X 线片。

2. 血管损伤的检查 根据手指的颜色、温度、指腹是否饱满、毛细血管充盈状况、血管搏动及有无活动性出血等情况，判断有无血管损伤。

3. 神经损伤检查 手部的运动和感觉功能分别由来自臂丛神经根的正中神经、尺神经和桡神经支配。手腕和手指屈伸活动的肌及其支配神经的分支均位于前臂近端。手部外伤时所致的神经损伤，主要表现为手部感觉功能和手内在肌功能障碍。

（1）正中神经损伤 拇短展肌麻痹所致拇指对掌功能障碍及拇、示指捏物功能障碍，手掌桡侧半、拇、示、中指和环指桡侧半掌面，拇指指间关节和示、中指及环指桡侧半近侧指间关节远端的感觉障碍。

（2）尺神经损伤 骨间肌和蚓状肌麻痹所致环、小指爪形手畸形，骨间肌和拇收肌麻痹所致的 Froment 征，即示指用力与拇指对指时，呈现示指近侧指间关节明显屈曲、远侧指间关节过伸及拇指掌指关节过伸、指间关节屈曲，以及手部尺侧、环指尺侧和小指掌侧感觉障碍。

（3）桡神经损伤 腕部以下无运动支，仅表现为手背桡侧及桡侧 3 个半手指近侧指间关节近端的感觉障碍。

4. 肌腱损伤检查 手的休息位发生改变，功能丧失，可能肌腱损伤。单独屈指浅肌腱或屈指伸肌腱断裂时，未断的另一根肌腱尚有屈指动作。伸指肌腱断裂时通过联合腱常能带动伤指背伸，在检查时注意。

（1）拇长屈肌腱断裂 固定拇指近节，指间关节不能主动屈曲。

（2）指深屈肌腱断裂 固定患指中节，远侧指间关节不能主动屈曲。

（3）指浅屈肌腱断裂 将患指以外的手指固定于伸直位，患指近侧指间关节不能主动屈曲。

（4）伸指肌腱断裂 ①手背部断裂，掌指关节不能主动伸直；②中央腱束断裂，近侧指间关节不能主动伸直，而远侧指间关节伸指可不受限；③两侧侧腱束断裂，远侧指间关节不能主动伸直。

四、现场急救

目的是止血，减少创口进一步污染，防止加重组织损伤，迅速转运。手外伤的急救处理包括止血、创口包扎和局部固定。

1. 止血 局部加压包扎是手部创伤最简便而有效的止血方法，即使尺、桡动脉损伤，加压包扎一般也能达到止血目的。较大血管损伤所致大出血可用止血带止血。应用气囊止血带缚于上臂上 1/3 部位，记录时间，如时间超过 1 小时，应放松 5~10 分钟后再加压，以免引起肢体缺血性肌挛缩或坏死。

2. 创口包扎 用无菌敷料或清洁布类包扎伤口，防止创口进一步被污染，创口内不要涂用药水或撒敷消炎药物。

3. 局部固定 转运过程中，无论伤手是否有明显骨折，均应适当加以固定。

五、治疗原则

手的解剖复杂、功能精细，因此对手外伤的处理要求亦高。除遵循一般创伤处理原则外，还应注意：①早期正确的伤口止血及减少创口污染；②详细了解手部伤情，可从手部创口的部位、大小、性质、手的畸形、血液循环、功能障碍等情况初步作出判断；③力争在伤后 6～8 小时内进行清创，清创时手部皮肤不宜切除过多，以防伤口闭合困难；④尽可能一期修复所有深部组织，若组织缺损过多，应采用组织移植的方法予以修复；⑤力争一期闭合创口；⑥妥善的术后处理，伤手应固定于功能位。

1. 早期彻底清创　清创的目的是清除异物，彻底切除被污染和失去活力的组织，使污染创口变成清洁创口，达到一期愈合。清创越早，感染机会越少，疗效越好。一般应争取在伤后 6～8 小时内进行，清创应在良好的麻醉和气囊止血带控制下进行。清创时，从浅层到深层进行清创。创缘皮肤不宜切除过多，避免缝合时张力过大。挫伤的皮肤注意判断其活力，以便决定切除或保留。深部组织应既保证清创彻底，又尽可能保留肌腱、神经、血管等重要组织。

2. 正确处理深部组织　损伤清创时应尽可能地修复深部组织，恢复重要组织如肌肉、神经、骨关节的连续性，以便尽早恢复功能。创口污染严重，组织损伤广泛，可仅作清创后闭合创口，待创口愈合后，再行二期修复。但骨折和脱位在任何情况下，均必须立即复位固定。

3. 闭合创口　创口整齐，无明显皮肤缺损者采用直接缝合。若创口纵行越过关节、与指蹼边缘平行或与皮纹垂直者，应采用 Z 字成形术的原则，避免日后瘢痕挛缩影响手部功能。张力过大或有皮肤缺损，而基底部软组织良好或深部重要组织能用周围软组织覆盖者，可采用自体游离皮肤移植修复。皮肤缺损而伴有重要深部组织如肌腱、神经、骨关节外露者，不适于游离植皮，可根据局部和全身情况，选择应用局部转移皮瓣，邻近的带血管蒂岛状皮瓣，传统的带蒂皮瓣如邻指皮瓣、前臂交叉皮瓣、上臂交叉皮瓣、胸、腹部皮瓣等或吻合血管的游离皮瓣移植修复。

少数污染严重，受伤时间较长，感染可能性大的创口，可观察 3～5 天，行再次清创延期缝合或植皮。

4. 术后处理　包扎伤口时用柔软敷料垫于指蹼间，以免汗液浸泡皮肤而发生糜烂，游离植皮处应适当加压。用石膏托将患肢固定，以利修复组织的愈合。一般应于腕关节功能位、掌指关节屈曲位、指间关节微屈位固定。如关节破坏，日后难以恢复活动功能者，手部各关节应固定于功能位。神经、肌腱和血管修复后固定的位置应以修复的组织无张力为原则。固定时间依修复组织的性质而定，如血管吻合后固定 2 周，肌腱缝合后固定 3～4 周，神经修复后固定 4～6 周，关节脱位为 3 周，骨折 4～6 周。抬高患肢，防止肿胀。应用破伤风抗毒血清，并使用抗生素预防感染。手部骨折与脱位治疗原则为早期准确复位和牢固的固定，闭合创口防止感染引起关节功能障碍，早期功能锻炼防止关节僵直。

第二节　断肢（指）再植

断肢再植技术源于我国，陈中伟等 1963 年首次报告断肢再植成功，1965 年又成功地进行了断指再植。几十年来，我国断肢（指）再植技术取得了一系列突破性进展，一直处于国际领先地位。断肢（指）再植在我国已普及到基层医院，双手 10 指同时断离、儿童断指、末节断指均再植成活。

一、断肢的急救

现场急救包括止血、包扎、保存断肢和迅速转送。完全性断肢近端的处理同手外伤的急救处理，不完全性断肢应注意将肢体用木板固定。如断肢仍在机器中，应将机器拆开取出断肢，切不可强行拉出断肢或将机器倒转，以免加重损伤。离断肢体的保存视运送距离而定，如受伤地点距医院较近，可将离断的肢体用无菌敷料或清洁布类包好，勿须作任何处理，连同患者一起迅速送往医院即可。如需远距离运送，则应采用干燥冷藏法保存，即将断肢用无菌或清洁敷料包好，放入塑料袋中再放在加盖的容器内，外周加冰块保存。但不能让断肢与冰块直接接触，以防冻伤，也不能用任何液体浸泡。

二、再植手术原则

断肢（指）再植是创伤外科各种技术操作的综合，要求手术者既有良好的技术基础，特别是微血管吻合的基础，又要求有较强的应变能力。基本原则和程序如下。

1. 彻底清创　清创是手术的重要步骤，在清创的同时还要仔细寻找和修整需要修复的重要组织，如血管、神经、肌腱，并分别予以标记。在肢体血液循环恢复后，需再次对无血供的组织进行彻底切除。

2. 重建骨的连续性　恢复骨的支架作用，修整和缩短骨骼，其缩短的长度应以血管、神经在无张力下缝合，肌腱或肌肉在适当张力下缝合，皮肤及皮下组织能够覆盖为标准。对骨骼固定要求简便迅速，确实稳固，愈合较快。

3. 缝合肌腱　重建骨支架后，先缝肌腱再吻合血管，缝合的肌和肌腱应以满足手部和手指主要功能为准，不必将断离的所有肌腱缝合。如前臂远端可缝合拇长屈肌、指深屈肌、屈腕肌和拇长伸肌、拇长展肌、指总伸肌和腕伸肌等，其他肌腱可不予缝合。断指再植时缝伸指肌腱和指深屈肌腱。

4. 重建血液循环　彻底清创动、静脉至正常部位，在无张力下吻合，如有血管缺损应行血管移位或移植。一般应将主要血管予以吻合，吻合血管的数目尽可能多，动静脉比例以1∶2为宜。一般先吻合静脉，后吻合动脉。

5. 缝合神经　神经应在保持无张力状态下尽可能一期缝合，如有缺损应立即行神经移植修复。

6. 闭合创口　断肢（指）再植的创口应完全闭合，不应遗留任何创面。可通过缩短骨骼、皮瓣成形、植皮等技术进行。

三、断肢（指）再植术后处理

1. 一般护理　病房应安静、舒适、空气新鲜，室温保持在 20～25 ℃。局部烤灯照射保暖，抬高患肢，使之处于心脏水平面，卧床 10～14 天。严防寒冷刺激，严禁吸烟及他人在室内吸烟，防止血管痉挛发生。

2. 密切观察全身反应　一般低位断肢和断指再植术后全身反应较轻。高位断肢再植，除了注意因血容量不足引起休克和再植肢体血液循环不良外，还可能因代谢产物的吸收，发生重要器官的中毒反应。当保留肢体可能危及患者生命时，应及时截除再植的肢体。

3. 观察再植肢体血液循环　及时发现和处理血管危象，再植肢体血循环观察的指标有皮肤颜色、皮温、毛细血管回流试验、指（趾）腹张力及指（趾）端侧方切开出血等。以上指标应综合分析并进行正确判断。一般术后 48 小时内易发生血管危象，如未能及时发现，将危及再植肢体的成活。

4. 防止血管痉挛 预防血栓形成除保温、止痛、禁止吸烟等外，还应适当应用抗凝解痉药物，如低分子右旋糖酐成人 500 ml 静脉滴注，每日 2 次，连用 5~7 天，儿童用量酌减。还可适量应用复方丹参注射液和山莨菪碱等。

5. 预防感染 应用适当抗生素预防感染。

6. 康复治疗 肢（指）体成活、骨折愈合拆除外固定后，应积极进行主动和被动功能锻炼，并适当辅以物理治疗，以促进其功能尽早恢复。

本章小结

本章主要介绍了手外伤和断肢（指）再植。手外伤一般较少引起全身症状，但严重手外伤不仅可能引起严重的全身症状，甚至危及生命。神经损伤检查以及肌腱损伤检查非常重要。手术中需尽量保护手的功能。断肢（指）再植属于了解范围。

目标检测

一、选择题

【A1／A2 型题】

1. 左腕掌侧切割伤，小指和环指尺侧半感觉消失，夹纸试验阳性，可能损伤的神经是

    A. 正中神经   B. 尺神经

    C. 桡神经   D. 前臂内侧皮神经

    E. 前臂骨间背神经

2. 手部创伤止血时止血带应缚于

    A. 上臂上 1/3 处   B. 上臂中 1/3 处

    C. 上臂下 1/3 处   D. 前臂中段

    E. 腕部

3. 手部创口清创处理，一般不迟于

    A. 8 小时   B. 9 小时

    C. 10 小时   D. 11 小时

    E. 12 小时

4. 男，27 岁。工作中被壁纸刀割伤左手示指，创口长约 3 cm，出血较多。现场紧急处理首选的是

    A. 上臂行止血带捆扎   B. 夹板外固定

    C. 清洁布类创口加压包扎   D. 腕部行止血带捆扎

    E. 立即清创缝合

5. 男性，26 岁。不慎被铡草机皮带绞伤左手，拇指骨折，皮肤及软组织损伤严重，对

扫码"练一练"

其治疗正确的做法是

    A. 清创应不迟于伤后 24 小时
    B. 清创无须应用止血带

    C. 清创按从浅层到深层进行
    D. 骨折可以暂不处理

    E. 肌腱、神经损伤必须一期修复

6. 手外伤治疗的最终目的是

    A. 骨折解剖复位固定
    B. 一期闭合创口

    C. 恢复手部运动功能
    D. 组织修复

    E. 早期彻底清创

7. 手外伤正确的术后处理是

    A. 患肢下垂，防止缺血
    B. 用纱布将手指严密包扎

    C. 用石膏托将手固定于功能位
    D. 肌腱修复后固定 1~2 周

    E. 神经修复后要固定 2~3 周

8. 男性，20 岁，1 小时前被菜刀将示指末节掌侧切去一块皮肤，约 1 cm × 0.5 cm，皮下脂肪裸露，治疗应

    A. 三角皮瓣移植
    B. 游离周围软组织予以覆盖

    C. 单纯缝合皮肤
    D. 鱼际皮瓣移植

    E. 胸部皮瓣移植

9. 男，25 岁。右手腕部被机器绞伤，皮肤脱套，异常活动，创口流血。正确的处理方法是

    A. 简单包扎，消炎治疗

    B. 直接缝合，包扎伤口

    C. 清创后有骨折和脱位者，必须复位固定

    D. 对重要血管损伤留待二期处理

    E. 肌腱损伤修补后立即进行功能锻炼，防止粘连

10. 患者，女，20 岁。被机械绞伤右前臂 1 小时，右前臂屈侧皮肤见长 8 cm 的裂口，深达骨膜，边缘不整齐，污染严重，出血不止，且右腕不能背伸。对其处理错误的是

    A. 应立即行清创术

    B. 出血如非重要血管可结扎处理

    C. 如有神经断裂必须一期修复

    D. 肌腱如缺损严重可二期处理

    E. 断裂主干血管一期吻合

11. 男，35 岁。机器碾压致腕部、手部受伤，手掌部皮肤严重缺损，肌腱外露，手指均不能屈曲，感觉消失，第 2~3 掌骨骨折。不正确的处理是

    A. 骨折必须复位固定

    B. 肌腱、神经损伤必须同时一期修复

    C. 在止血带下清创

    D. 影响血供的血管损伤应立即修复

    E. 行皮瓣移植术

12. 离断肢体正确的保存方法是用无菌纱布包裹后放入

    A. 生理盐水   B. 冰块内

    C. 新洁尔灭溶液   D. 干燥冷藏容器

    E. 酒精

13. 男，21 岁。3 小时前刀伤致右手五指完全离断。对断指正确的处理是

    A. 分别予以标记置于保温箱

    B. 捆扎一起包好

    C. 浸泡酒精中消毒

    D. 直接置于冰块中保存

    E. 清洁布包好放入 4℃冰箱内

二、简答题

1. 简述手外伤的治疗原则。

2. 简述断肢的急救。

第八章　运动系统慢性损伤

第一节　概　　述

运动系统慢性损伤是临床常见病损，远较急性损伤多见。骨、关节、肌、肌腱、韧带、筋膜、滑囊及其相关的神经、血管等，均可因慢性损伤而受到损害，表现出相应的临床征象。

扫码"学一学"

案例导入

男，45岁，卡车司机，右肘外侧疼痛两月余，伸肘、伸腕时明显，不能持重。因过度用力引起。曾行针灸治疗疗效不佳。查体：压痛点在右肱桡关节间隙后外侧，及伸腕肌肌腹。尤以右肱骨外上髁、桡侧副韧带、桡环状韧带压痛明显，伸肌腱牵拉试验阳性。

问题：

1. 患者可能的诊断是什么？

2. 如何预防？

一、病因

人体对长期、反复、持续的姿势或职业动作在局部产生的应力，是以组织的肥大增生为代偿，超越代偿能力即形成轻微损伤，累积、迁延而成慢性损伤。因此，慢性损伤主要由劳动或生产活动所致，常被认为是一种职业性损伤。

二、临床特点

运动系统慢性损伤的临床表现各有特点，但有以下共性：①长期局部疼痛和部分功能障碍，常无明显外伤史；②特定部位有压痛点或包快，常伴有某种特殊体征；③部分患者有可能产生慢性损伤的职业、工种史或近期有与疼痛部位相关的过度活动史；④局部炎症不明显。

三、治疗原则

1. 局部休息 对致伤动作予以限制，但对其他动作予以鼓励。

2. 理疗 按摩及中药外敷等方法可改善局部血液循环，减少粘连，有助于改善症状。

3. 封闭疗法 局部注射糖皮质激素，可抑制损伤性症状，减少粘连。

4. 非甾体抗炎药 长期使用有不同程度不良反应。使用时注意几点：①必要时可短期使用；②交替使用不同种类药物，不联合应用非甾体抗炎药；③使用肠溶型或控释剂，同时辅以肌肉解痉药和镇静剂增加疗效。

5. 手术治疗 对某些非手术治疗无效的慢性损伤，如狭窄性腱鞘炎、神经卡压综合征等可行手术治疗。

四、预防

多数慢性损伤可以预防。针对病因采取防治措施，如严格执行操作规程，对运动员进行科学训练，长期固定姿势工作者应定时改变姿势等。慢性损伤发生后，积极治疗的同时，应提醒患者重视损伤局部短期制动，以巩固疗效，减少复发。

第二节　常见运动系统慢性损伤

一、肩关节周围炎

肩关节周围炎简称肩周炎，俗称"凝肩""五十肩"。好发年龄在 50 岁左右，女性发病率略高于男性，多见于体力劳动者。如得不到有效的治疗，有可能严重影响肩关节的功能活动。

（一）病因及病理

1. 肩部原因 ①肩周软组织退行性变，对各种外力的承受能力减弱；②长期过度活动或姿势不良等产生的慢性损伤；③上肢外伤后肩部固定过久。

2. 肩外因素 颈椎病，心、肺、胆道疾病发生的肩部牵涉痛，因原发病长期不愈使肩部肌肉持续性痉挛、缺血而形成炎性病灶。

3. 肩关节周围炎的病变 主要发生在盂肱关节周围，其中包括肌、肌腱、滑囊、关节囊等，这些结构的慢性损伤主要表现为增生、粗糙及关节内、外粘连，从而产生临床症状。

（二）临床表现

1. 本病女性多于男性，左侧多于右侧，多为中、老年患病。

2. 逐渐出现肩部某一处痛，与动作、姿势有明显关系。随病程延长，疼痛范围扩大，严重时患肢不能梳头、洗面和扣腰带。

3. 体检时可发现三角肌有轻度萎缩，斜方肌痉挛，冈上肌腱、肱二头肌长、短头肌腱及三角肌前、后缘均可有明显压痛。肩关节外展、外旋、后伸活动受限明显。

（三）治疗

1. 肩周炎有其自然病程，一般在 1 年左右能自愈。但若不配合治疗和功能锻炼，即使自愈也将遗留不同程度的功能障碍。

2. 早期给予理疗、针灸、适度的推拿按摩，可改善症状。

3. 痛点局限时可封闭治疗。

4. 每日进行肩关节的主动活动，并辅以服用非甾体抗炎药治疗。

5. 肩外因素所致肩周炎除局部治疗外，还需对原发病进行治疗。

二、肱骨外上髁炎

肱骨外上髁炎俗称"网球肘"，是肱骨外上髁部伸肌总腱处的慢性损伤性炎症。

（一）病因及病理

1. 在前臂过度旋前或旋后位，被动牵拉伸肌（握拳、屈腕）和主动收缩伸肌（伸腕）将对肱骨外上髁处的伸肌总腱起点产生较大张力，易发生慢性损伤，如网球运动员。

2. 病理是慢性损伤性炎症，较局限，有的在肱骨外上髁尖部，以筋膜、骨膜炎为主；有的在肱骨外上髁与桡骨头之间，以肌筋膜炎或肱桡关节滑膜炎为主。此外，还发现伸肌总腱深处有一细小血管神经束，穿过肌腱和筋膜时被卡压，周围有炎症细胞浸润及瘢痕组织形成，成为产生炎症的病理基础。

（二）临床表现及诊断

1. 起病缓慢、无急性损伤史。

2. 肘关节外侧疼痛，伸腕加重，以致不能持物。

3. 体检肘关节活动正常，皮肤无红肿。伸肌腱牵拉试验（Mills 征）：伸肘、握拳、屈腕，然后前臂旋前时，肘关节外侧出现疼痛为阳性。

（三）治疗

1. 限制用力握拳伸腕动作是治疗和预防复发的基本原则。

2. 封闭疗法，压痛点注射醋酸泼尼松疗效较好。

3. 外用护肘及中药外敷。

4. 非手术治疗对绝大多数患者有效，对病程长、症状顽固者，可施行伸肌总腱起点剥离松解术或卡压神经血管束切除术。

三、滑囊炎

滑囊是位于人体摩擦频繁或压力较大处的一种缓冲结构。其外层为纤维结缔组织，内层为滑膜，平时囊内有少量滑液。滑囊分两种：①恒定滑囊，人皆有之，部位恒定，位于大关节附近；②附加滑囊，是在劳动或骨骼畸形部位，因局部摩擦增加，继发的滑囊。

（一）病因及病理

1. 慢性损伤　较多见。骨结构异常突起的部位，由于长期、反复、集中的摩擦和压迫引起，如久坐硬板凳的老年人发生的坐骨结节滑囊炎。病理改变为滑膜水肿、充血、增厚呈绒毛状，滑液增多，囊壁纤维化等。

2. 急性损伤　一次较大突然的外力可损伤滑囊而使滑膜小血管破裂，滑液呈血性，如外伤所致的髌前滑囊炎。

（二）临床表现及诊断

多无明显外伤史。在关节或骨突出部逐渐出现一疼痛包快，圆或椭圆形，缓慢长大伴压痛。

表浅者可扪及边缘，有波动感；深者则边界不清，波动不明显，有时被误认为是实质性肿瘤。包快穿刺可抽出清晰滑液（慢性）或血性黏液（急性）。感染者，则有化脓性炎症表现。

（三）治疗

穿刺抽液，注入醋酸泼尼松，加压包扎，疗效较好；如有骨的畸形突起，应予以切除；有继发感染者，应行外科引流，对积液较多、反复发作者可行滑囊切除术。

四、狭窄性腱鞘炎

狭窄性腱鞘炎是指因机械性摩擦而发生在肌腱和腱鞘的慢性损伤性炎症。手指和腕部多见。在手指常发生屈肌腱鞘炎，又称弹响指或扳机指；拇指为拇长屈肌腱鞘炎，又称弹响拇；在腕部为拇长展肌和拇短伸肌腱鞘炎，又称桡骨茎突狭窄性腱鞘炎。

（一）病因

1. 慢性损伤 手指的长期快速及用力活动，如织毛衣、演奏、洗衣、书写文稿等。

2. 急性损伤 如初次参加劳动，不会握锄，用力过猛，压伤手指环状韧带。

3. 其他 先天肌腱异常、产后、病后、类风湿病虚弱无力更容易发生本病。

（二）病理

肌腱在跨越关节处，都有坚韧的腱鞘将其约束在由腱鞘和骨形成弹性极小的"骨－纤维隧道"中，隧道内面均衬有滑膜，分泌滑液减少摩擦。但若摩擦过度，管内肌腱、滑膜，甚至韧带都可因损伤性炎症反应而体积增大，隧道内径变小，造成增厚的韧带对肥大的肌腱的压迫，从而产生相应的症状。

（三）临床表现和诊断

1. 弹响指与弹响拇 起病缓慢。初时，晨起患指发僵、疼痛，缓慢活动后即消失。随病程延长逐渐出现弹响伴明显疼痛。常诉指间关节疼痛，而不在掌指关节，体检时可在远侧掌横纹处、掌骨头上，扪及黄豆大小的痛性结节。

2. 桡骨茎突狭窄性腱鞘炎 起病缓慢。腕桡骨茎突处疼痛，逐渐加重，无力提物。体检时桡骨茎突处压痛明显，有时可扪及痛性结节。拇指屈于掌心握拳尺偏试验阳性，即Finkelstein 试验阳性。

（四）治疗

1. 局部制动，辅以理疗、针灸、中药外敷等。

2. 封闭疗法腱鞘内注入醋酸泼尼松 0.5 ~ 1 ml 疗效显著。

3. 如若非手术治疗无效，可考虑行狭窄的腱鞘韧带切断术。

五、腱鞘囊肿

腱鞘囊肿是关节附近的一种囊性肿块，病因尚不太清楚。慢性损伤使滑膜腔内滑液增多而形成囊性渗出；或结缔组织黏液退行性变可能是发病的重要原因。常好发于腕背部、腕掌侧、足背部等处。

（一）临床表现及诊断

1. 女性和青少年多见。

2. 病变部出现一缓慢长大的包块，少数有酸胀感。体检时发现 0.5 ~ 2.5 cm 的圆形或椭圆形包块，表面光滑，不与皮肤粘连。

（二）治疗

腱鞘囊肿有时被挤压或针刺破裂可自愈，但复发率高。

1. 非手术治疗 穿刺抽出囊内物，注入醋酸泼尼松 0.5 ml，加压包扎，效果较好。

2. 手术治疗 小的穿刺困难的囊肿及多次复发的囊肿可手术切除。

六、慢性腰劳损

慢性腰劳损实为腰部肌及韧带及其附着点筋膜、甚或骨膜的慢性损伤性炎症，为腰痛常见原因。可因长期从事弯腰工作或不良姿势所致，也可由急性腰扭伤未完全治愈造成。患者感腰部酸胀，疼痛，劳累后加重，休息后症状缓解，或夜间休息后感腰部酸胀，稍事活动后症状改善，并和气候变化有一定关系。在骶棘肌、棘间或棘上韧带处有压痛点，叩击或重压腰部能使疼痛减轻。X 线检查无异常发现或有腰骶部骨性结构缺陷。

慢性腰劳损重在预防，平时应增强体质，参与体育锻炼，特别注意腰背肌的锻炼，注意站、坐、行和劳动姿势，尽可能避免弯腰动作。另外，要防止急性腰扭伤，一旦发生急性腰扭伤应积极治疗，直至治愈。慢性腰扭伤的治疗可行腰深部理疗和按摩及针灸，也可行局封闭治疗或采用药物止痛和中药活血化瘀治疗。

七、腕管综合征

腕管综合征是正中神经在腕管内受压而表现出的一组症状和体征。是周围神经卡压综合征中最常见的一种。

（一）病因

腕管是由腕骨和韧带所构成的一无弹性的骨－纤维隧道，内有 9 条肌腱及正中神经通过。故正中神经受压的病因可归纳为以下几方面。

1. 外源性压迫源于掌侧的腕横韧带浅面，如严重皮肤瘢痕挛缩或良性肿瘤均可是病因之一，但却极少见。

2. 管腔本身变小，腕横韧带外伤后瘢痕形成而增厚；腕骨骨折、脱位，突向腕管，使腕管狭窄。

3. 管腔内容物增多、体积增大，如腕管内腱鞘囊肿、脂肪瘤等。

4. 长期过度用力使用腕部，亦可使正中神经发生慢性损伤。

（二）临床表现及诊断

1. 中年女性多见，常为双侧，以活动多的一侧症状重。

2. 起病缓慢，开始感觉桡侧三个手指麻木或疼痛，以中指为甚，夜间或清晨症状明显，抖动手腕后症状可减轻。

3. 体检桡侧三个手指麻木或感觉过敏，大鱼际肌萎缩，拇指对掌无力。Phalen 试验阳性（屈肘、屈腕90°，1 分钟内手部麻木感加重），腕正中神经 Tinel 征阳性（叩诊腕掌侧，手掌及桡侧三个手指麻木加重）。

4. 电生理检查可了解正中神经损害程度。

（三）治疗

1. 非手术治疗　①早期腕关节制动于中立位；②局部理疗，促进血液循环，加快炎症吸收；③非肿瘤和化脓性炎症者，可腕管内封闭治疗，注意勿将药物注入正中神经。

2. 手术治疗　由于腕管内腱鞘囊肿、良性肿瘤、腕横韧带肥厚引起者，可行囊肿或肿瘤切除术及腕横韧带切断术。若发现正中神经已变硬或局限性膨大时，应做神经外膜切开、神经束探查术。

本章小结

本章疾病多有长期、反复、持续的姿势或职业动作在局部产生的应力，是以组织的肥大增生为代偿，超越代偿能力即形成轻微损伤，累积、迁延而成慢性损伤。主要由劳动或生产活动所致，常被认为是一种职业性损伤。临床表现主要是不适及影响功能。临床治疗以物理疗法为主。

目标检测

一、选择题

【A1/A2 型题】

1. 对肱骨外上髁炎有诊断意义的检查是

 A. Dugas 征   B. Thomas 征

 C. Spuding 试验   D. Mills 征

 E. "4" 字试验

2. 肱骨外上髁炎的首选治疗方法是

 A. 加强功能锻炼   B. 局部封闭

 C. 肘关节制动   D. 抗生素消炎

 E. 手术治疗

3. 女，30 岁。右肘关节外侧疼痛半年。查体：右侧 Mills 征阳性。X 线检查未见异常。治疗和预防该病复发的关键是

 A. 功能锻炼   B. 早期手术

 C. 限制腕关节活动   D. 药物治疗

 E. 局部按摩

4. 肩关节周围炎的好发年龄是

 A. 20 岁左右   B. 30 岁左右

 C. 40 岁左右   D. 50 岁左右

 E. 各年龄发生率相等

5. 肩周炎是自限性疾病，一般恢复时间需要

 A. 1 个月左右   B. 3 个月左右

 C. 1 年左右   D. 2 年左右

扫码"学一学"

　　E. 3 年左右

　6. 肩周炎的临床特点为

　　A. 活动时疼痛、功能受限　　　　　B. 静息时疼痛、功能受限

　　C. 活动时疼痛、功能无受限　　　　D. 静息时无痛、功能受限

　　E. 活动时无痛、功能受限

　7. 属于肩周炎诊断依据的是

　　A. 男性多于女性　　　　　　　　　B. 右侧多于左侧

　　C. 肩部疼痛，与动作无关　　　　　D. 肩关节外展、外旋、后伸受限

　　E. 肩部三角肌无萎缩

　8. 女，50 岁。右肩部疼痛，不能梳头。查体：右肩三角肌萎缩，肩关节外展、外旋、后伸明显受限。X 线片未见骨质疏松，肩峰下钙化。其首选诊断为

　　A. 肩周炎　　　　　　　　　　　　B. 肩关节结核

　　C. 肩关节肿瘤　　　　　　　　　　D. 肱骨外上髁炎

　　E. 风湿性关节炎

　9. 女性，50 岁，右肩痛，右上肢上举、外展受限 8 个月，无肩周红、肿、热等表现，疼痛向颈、耳、前臂及手放射。最可能的诊断是

　　A. 肩关节骨关节炎　　　　　　　　B. 肩周炎

　　C. 肩关节结核　　　　　　　　　　D. 颈椎病

　　E. 类风湿关节炎

　10. 女性，52 岁，右肩部疼痛进行性加重 1 年，冬、春季重，夏、秋季轻，活动障碍以外展、上举、旋转较重，关节无红、肿、热等征象。应首先考虑的诊断是

　　A. 肩关节脱位　　　　　　　　　　B. 肩关节骨折

　　C. 肩关节肿瘤　　　　　　　　　　D. 肩关节周围炎

　　E. 肩关节慢性感染

　11. 肩周炎不正确的治疗方法是

　　A. 理疗　　　　　　　　　　　　　B. 封闭

　　C. 按摩　　　　　　　　　　　　　D. 服用非甾体抗炎药物

　　E. 限制肩关节活动

　12. 女，60 岁。左肩部疼痛 6 个月。梳头、洗面困难，肩袖间隙区明显压痛，部位局限，肩关节活动受限。X 线未见明显异常。不正确的处理是

　　A. 使用非甾体抗炎药　　　　　　　B. 早期给予理疗、按摩

　　C. 手术治疗　　　　　　　　　　　D. 保持肩关节主动活动

　　E. 使用激素类药物局部注射

二、简答题

　1. 简述肩关节周围炎的临床表现、治疗原则。

　2. 简述腱鞘囊肿的临床表现。

第九章 颈肩痛及腰腿痛

> **学习目标**
>
> 1. **掌握** 颈肩痛及腰腿痛的临床表现；诊断；治疗原则。
> 2. **熟悉** 颈肩痛及腰腿痛的病因；发病机制。
> 3. **了解** 颈肩痛及腰腿痛的病理生理。
> 4. 具备对颈肩痛及腰腿痛的诊断，治疗的能力。
> 5. 关心患者，能与患者及家属进行良好沟通，开展健康教育、预防工作。

颈肩痛是指颈、肩、肩胛等处疼痛，有时伴有一侧或两侧上肢痛或颈脊髓损害症状。腰腿痛是指下腰、腰骶部、骶髂部、臀部等处的疼痛，可伴有一侧或两侧下肢痛、马尾神经症状。

颈肩痛和腰腿痛是一组临床常见的症状，病因复杂，病程较长，临床表现呈多样化，治疗较困难。以下重点介绍具有代表性的颈椎病和腰椎间盘突出症。

> **案例导入**
>
> 患者，女性，65 岁，腰腿痛 30 余年，反复发作，时好时发，加剧月余。反复腰部酸胀疼痛，伴双侧臀部轻度麻木，及双下肢大腿后侧麻木，麻木至双侧腘窝部，小腿中部麻木，足跟足底无麻木症状。夜间平卧后症状加剧，经常至凌晨时就疼痛难忍，起床走动，活动腰部后症状稍有缓解。检查：腰部活动时稍受限。脊椎 L_4、L_5、S_1 部叩击痛明显，双侧臀部有压痛及摸到条索样组织。
>
> **问题：**
> 1. 患者的诊断可能是什么？
> 2. 如何治疗？

第一节 颈椎病

颈椎病是指颈椎间盘退行性变，及其继发性椎间关节退行性变所致脊髓、神经、血管损害而表现的相应症状和体征。

一、病因

1. 颈椎间盘退行性变 是颈椎病的发生和发展中最基本的原因。由于颈椎间盘退变，引起脊柱稳定性下降，进而引起椎体、关节突关节、钩椎关节、前后纵韧带、黄韧带及颈韧带等变性、增生、钙化，最后发生脊髓、神经、血管受到刺激或压迫的表现。

2. 颈椎先天性椎管狭窄 是指在胚胎或发育过程中椎弓根过短，使椎管矢状径小于正常（14～16 mm）。即使退行性变比较轻，亦可以产生临床症状。

3. 损伤 急性损伤可使原已退变的颈椎和椎间盘损害加重而诱发颈椎病；慢性损伤可加速其退变过程。

二、临床表现及诊断

由于颈椎病的临床表现多样化，故其分型方法也不尽相同，这里选用以下四种基本分型方法介绍。

1. 神经根型 临床较多见，占颈椎病的50%～60%。主要是由于椎间盘向后外侧突出，钩椎关节或椎间关节增生、肥大，刺激或压迫神经根所致。先有颈肩痛，短期内加重，并向上肢放射，上肢有沉重感，皮肤可有麻木、过敏等感觉异常。体检可见患侧颈部肌痉挛，颈肩部压痛，上肢牵拉试验阳性（检查者一手扶患侧颈部，一手握患腕，向相反方向牵拉，刺激已受压之神经根而出现放射痛）。压头试验阳性（患者端坐头后仰并偏向患侧，检查者用手掌在其头顶加压，出现颈痛并向患手放射）。X线正侧位片显示颈椎生理前凸减小或消失，椎间隙变窄，骨质增生，钩椎关节增生；左右斜位片可见椎间孔变形、缩小；过伸过屈位可见颈椎不稳等征象。CT或MRI可见椎间盘突出、椎管及神经根管狭窄及脊神经受压情况。

2. 脊髓型 占颈椎病的10%～15%，脊髓受压的主要原因是中央后突的髓核、椎体后缘骨赘、增生肥厚的黄韧带及钙化的后纵韧带等。脊髓受压早期，由于压迫物多来自脊髓前方，故临床上以侧束、锥体束损害表现突出，出现四肢乏力，行走、持物不稳，下肢有踩棉感，躯干有束带感。随病情加重发生自下而上的上运动神经元性瘫痪。X线片表现与神经根型相似，脊髓造影、CT、MRI可显示脊髓受压情况。脑脊液动力学试验显示椎管有梗阻征象，脑脊液蛋白定量稍高于正常值。

3. 交感神经型 发病机制尚不清楚，临床表现较复杂。可有交感神经兴奋症状，如头痛或偏头痛、头晕、恶心、呕吐、视物模糊、心跳加速、心律不齐、血压升高以及耳鸣、听力下降、发音障碍等。亦可出现交感神经抑制症状，如头晕、眼花、流泪、鼻塞、心动过缓、血压下降以及胃肠胀气等。X线、CT、MRI等检查与神经根型颈椎病相似。

4. 椎动脉型 颈椎横突孔增生狭窄、上关节突增生肥大、颈椎失稳等都可直接刺激、牵拉或压迫椎动脉。临床表现有眩晕、头痛、视觉障碍、猝倒等，当头部活动时，可诱发或加重。

颈椎病的诊断主要根据病史、体检（特别是神经系统检查）以及X线摄片（正位、侧位、斜位、过伸、过屈位）一般能做出诊断，必要时可辅以脊髓造影、椎动脉造影、CT和MRI等影像检查。仅有X线改变而无临床表现者，不能诊断为颈椎病，只可视为颈椎退行性改变。

三、治疗

（一）非手术治疗

多数患者治疗效果良好。

1. 颌枕带牵引　取坐位或卧位均可进行牵引，头前屈 15°左右，牵引重量 2~6 kg，牵引时间每次 1 小时，每日数次，也可持续牵引，每日 6~8 小时，2 周为一疗程。

2. 颈托或围领制动　用以限制颈椎过度活动，而患者行动不受影响。充气型颈托，除固定外还有一定撑开牵张作用。

3. 推拿按摩　减轻肌痉挛，改善局部血液循环。应注意手法轻揉。脊髓型颈椎病患者不能采用。

4. 理疗　可改善颈肩部血液循环，有加速炎性水肿消退和松弛肌肉的作用。

5. 药物治疗　目前尚无颈椎病的特效药物，所用药物皆系对症治疗。

（二）手术治疗

诊断明确的颈椎病经非手术治疗无效、反复发作者或脊髓型颈椎病症状进行性加重者适用于手术治疗。手术可分为前路手术、前外侧手术及后路手术三种。

1. 前路及前外侧手术　适合于切除突出之椎间盘、椎体后方骨赘及钩椎关节骨赘，以解除对脊髓、神经根和椎动脉的压迫。同时可进行椎体间植骨融合术，以稳定脊柱。

2. 后路手术　主要是通过椎板切除或椎板成形术达到对脊髓的减压。在椎板切除不多即能达到减压目的时，也可辅以后方脊柱融合术。

第二节　腰椎间盘突出症

腰椎间盘突出症是因椎间盘变性，纤维环破裂，髓核突出刺激或压迫神经根、马尾神经所表现的一种综合征，是腰腿痛最常见原因之一。以 20~50 岁为多发年龄，男性多于女性。

一、病因

1. 椎间盘退行性变　是基本因素，MRI 证实，20 岁青少年已可发生椎间盘退行性改变，随年龄增长，髓核水分减少，弹性降低，椎间盘结构松弛，软骨板囊性变。

2. 损伤　积累损伤是椎间盘变性的主要原因，也是椎间盘突出的诱因。

3. 遗传因素　有色人种本就发病率较低。小于 20 岁的青少年患者中约 32% 有阳性家族史。

4. 妊娠　妊娠期盆腔、下腰部组织充血明显，各种结构相对松弛，而腰骶部又承受较平时更大的重力，这样就增加了椎间盘损伤的机会。

二、病理及分类

腰椎间盘突出症的分类方法较多，根据椎间盘向后突出的位置不同，一般可分为两型。①侧突型：突出的椎间盘位于中线外，神经根前方，往往压迫相应的一条神经根。如 $L_{4~5}$ 椎间盘突出压迫 L_5 神经根，$L_5~S_1$ 椎间盘突出压迫 S_1 神经根。②中央型：突出的椎间盘位于中线，可压迫马尾神经、累及两侧神经根。

根据病理变化和 CT、MRI 所见可分为四型：①膨隆型，纤维环部分破裂，表层完整，髓核因压力局限性地向椎管隆起，表面光滑；②突出型，纤维环完全破裂，髓核突向椎管，仅有后纵韧带或一层纤维膜覆盖，表面高低不平或呈菜花状；③脱垂游离型，破裂突出的椎间盘组织或碎块脱入椎管内或完全游离；④schmorl 结节，指髓核经上、下软骨板裂隙突入椎体松质骨内，一般不产生症状。

三、临床表现及诊断

（一）症状

1. 腰痛　是最先出现的症状。由于纤维环外层及后纵韧带受到突出髓核刺激，经窦椎神经而产生的下腰部感应痛。

2. 坐骨神经痛　绝大部分患者是 $L_{4\sim5}$、$L_5\sim S_1$ 椎间盘突出，压迫下位神经根，极外侧突出者压迫同位神经根，引起坐骨神经痛。从下腰部向臀部、大腿后方、小腿外侧，直至足部的放射痛，并可伴麻木感。可因咳嗽、大便或打喷嚏时腹压增高而使疼痛加剧。高位椎间盘突出可引起股神经痛。

3. 马尾神经受压　中央型突出的髓核或脱垂、游离的椎间盘组织可压迫马尾神经，出现大小便障碍，鞍区感觉异常。

（二）体征

1. 腰椎侧凸　是一种为减轻疼痛的姿势性代偿畸形。如髓核突出在神经根外侧，上身向健侧弯曲，腰椎凸向患侧，可松弛受压的神经根；如髓核突出在神经根内侧时，上身向患侧弯曲，腰椎突向健侧可缓解疼痛。

2. 腰部活动受限　以前屈受限最明显，是由于前屈位时进一步促使髓核向后移位并增加对受压神经根的牵张。

3. 压痛及骶棘肌痉挛　在相应的病变间隙棘突旁侧 1 cm 处有深压痛，并可向下肢放射，约1/3 患者腰部固定于强迫体位。

4. 直腿抬高试验及加强试验阳性　患者仰卧、伸膝、被动抬高患肢，抬高在 60° 以内即出现放射痛，称为直腿抬高试验阳性。缓慢放下患肢，待放射痛消失，再被动背伸踝关节，如又出现放射痛则为加强试验阳性。

5. 感觉、肌力、腱反射改变　L_5 神经根受损时，小腿前外侧及足背内侧痛觉、触觉减退，蹈趾背伸力减弱；S_1 神经根受损时，外踝附近及足外侧痛觉、触觉减退，踝反射减弱或消失。

（三）影像学检查

X 线片可发现有无结核、肿瘤等骨病，有重要鉴别诊断意义。脊髓造影可间接显示有无椎间盘突出及其突出程度。CT 和 MRI 对本病有较大诊断价值。

通过患者的症状、体征及影像学检查诊断本病并不困难。

四、治疗

（一）非手术疗法

多数初次发作症状较轻的患者可采用此法缓解症状或治愈。

1. 绝对卧硬板床休息　可减轻机械性负荷，解除大部分疼痛。卧床包括大、小便均不应下床或坐起，一般卧床 3 周后带腰围下床活动，3 个月内不做弯腰持物动作。

2. 持续牵引 采用骨盆水平牵引，牵引重量为 7 ~ 15 kg，抬高床足做对抗牵引。持续约 2 周。目前有多种电脑控制的牵引床问世，适应不同情况的患者。

3. 理疗推拿 可使痉挛的肌松弛，进一步减轻椎间盘压力。若患者选择适当，手法正确，则效果较好。

4. 皮质激素硬膜外封闭 国内常用醋酸泼尼松龙 1.7 ml，加 2% 利多卡因 4 ml 行硬膜外注射，每 7 ~ 10 天 1 次，3 次为一疗程。

（二）手术治疗

1. 经皮髓核切吸术 是通过椎间盘镜或特殊器械在 X 线监视下直接进入椎间隙，将部分髓核绞碎吸出，从而减轻了椎间盘内压力，达到缓解症状的目的。主要适用于膨出或轻度突出型的患者，且不合并侧隐窝狭窄者。对明显突出或髓核已脱入椎管者，用本法仍不能回纳。与本法原理和适应证类似的尚有髓核激光气化术、射频技术。

2. 髓核摘除术 对已确诊的腰椎间盘突出症患者，经严格非手术治疗无效或有马尾神经受压者，可考虑行髓核摘除术。手术治疗有可能发生椎间盘感染、血管或神经根损伤，以及术后粘连等并发症。近年来采用微创外科技术使手术损伤减少，取得了良好效果。

本章小结

颈肩痛和腰腿痛是一组临床常见的症状，病因复杂，病程较长，临床表现呈多样化。退行性变是其最常见原因。颈肩痛和腰腿痛代表性的疾病为颈椎病和腰椎间盘突出症。颈椎病的分类非常重要。各种颈椎病具有不同的临床表现，其治疗方法也不同。腰椎间盘突出症主要表现为坐骨神经痛。

目标检测

一、选择题

【A1/A2 型题】

1. 脊髓型颈椎病最重要的诊断依据为

    A. 头痛头晕　　　　　　　　　　　B. 双上肢麻木

    C. 眼痛、面部出汗失常　　　　　　D. 肢体发凉，无或少汗

    E. 四肢麻木、无力，病理反射（+）

2. 属于椎动脉型颈椎病临床表现的是

    A. 听力下降　　　　　　　　　　　B. 足下踩棉花感

    C. 手指麻木　　　　　　　　　　　D. 持物不稳

    E. 猝倒

3. 颈椎病的鉴别诊断中，肩周炎不可能出现

    A. 三角肌萎缩　　　　　　　　　　B. 斜方肌痉挛

扫码"练一练"

C. 肩痛及上臂痛　　　　　　　　　　D. 前臂和手疼痛

E. 大范围活动时，疼痛加剧

4. 男，56岁。颈肩痛1个月，并向右手放射，右手拇指痛觉减弱，肱二头肌肌力弱。初步诊断是

A. 颈椎病　　　　　　　　　　　　　B. 肩周炎

C. 肩袖综合征　　　　　　　　　　　D. 臂丛神经炎

E. 颈部劳损

5. 女，40岁。颈肩痛3个月，伴右手麻木，无视物模糊、步态不稳和眩晕。查体：颈部压痛，伴右上肢放射痛，压头试验阳性，右手"虎口区"麻木，右侧伸腕肌肌力减弱，Hoffman征阴性。考虑颈椎病，最可能的类型是

A. 神经根型　　　　　　　　　　　　B. 交感神经型

C. 脊髓型　　　　　　　　　　　　　D. 椎动脉型

E. 复合型

6. 女，50岁。颈部疼痛伴右手麻木半年。查体：右拇指及前臂桡侧感觉减退，上肢牵拉试验阳性。最可能的诊断是

A. 交感神经型颈椎病　　　　　　　　B. 复合型颈椎病

C. 椎动脉型颈椎病　　　　　　　　　D. 脊髓型颈椎病

E. 神经根型颈椎病

7. 男性，50岁。平时常有头痛、头晕、视物模糊，转头时突然跌倒。经检查临床诊断为颈椎病，其最可能的类型是

A. 神经根型　　　　　　　　　　　　B. 脊髓型

C. 交感神经型　　　　　　　　　　　D. 椎动脉型

E. 混合型

8. 男，39岁。颈肩痛1个月，向右上肢放射，右手拇、示指感觉减退，无四肢无力、走路持物不稳、头痛、头晕、视力下降及眩晕、猝倒等症状。X线片显示颈5、6椎间孔狭窄。其诊断首先考虑

A. 复合型颈椎病　　　　　　　　　　B. 椎动脉型颈椎病

C. 神经根型颈椎病　　　　　　　　　D. 交感神经型颈椎病

E. 脊髓型颈椎病

9. 椎动脉型颈椎病因脑血供不足可出现

A. 四肢肌肉萎缩　　　　　　　　　　B. 四肢手足多汗

C. 四肢放射性疼痛　　　　　　　　　D. 眩晕、视觉障碍

E. 压头试验阳性

10. 颌枕带牵引不适合于治疗颈椎病

A. 神经根型　　　　　　　　　　　　B. 椎动脉型

C. 脊髓型　　　　　　　　　　　　　D. 交感神经型

E. 混合型

11. 以下节段最常发生腰椎间盘突出的是

  A. $L_{1\sim2}$ B. $L_{2\sim3}$

  C. $T_{12}\sim L_1$ D. $L_{3\sim4}$

  E. $L_{4\sim5}$

12. 鉴别中央型腰椎间盘突出症与椎管内肿瘤最有意义的检查是

  A. 鞍区感觉检查   B. 肛门括约肌检查

  C. X 线   D. MRI

  E. CT

13. 腰椎间盘突出的典型症状是

  A. 腰背痛   B. 下肢无力

  C. 腰痛伴坐骨神经痛   D. 坐骨神经痛

  E. 腰部活动受限

14. 腰椎间盘突出症最多见的是

  A. 腹痛   B. 下肢痉挛瘫

  C. 坐骨神经痛   D. 急性尿潴留

  E. 巴宾斯基征阳性

15. 腰椎间盘突出症

  A. 托马斯征阳性   B. 拾物试验阳性

  C. 直腿抬高试验和加强试验阳性   D. 患部活动受限，好发于 50 岁左右

  E. 早期局部分层穿刺有助于诊断

16. 直腿提高试验，正常一般至少提高到

  A. $40°\sim49°$ B. $50°\sim59°$

  C. $60°\sim70°$ D. $80°\sim99°$

  E. $90°$ 及以上

17. 关于腰椎间盘突出症体征，叙述错误的是

  A. 腰椎侧突具有辅助诊断价值

  B. 几乎全部患者有不同程度的腰部活动受限

  C. 大多数患者在病变间隙的棘突间有压痛

  D. 大多数患者有肌力下降

  E. 直腿抬高试验及加强试验多为阴性

18. 男，35 岁。外伤后腰痛伴右下肢麻木 1 周。查体：腰部活动受限，右小腿外侧感觉减退，疑有腰椎间盘突出症。最有诊断价值的检查方法是

  A. X 线片   B. 透视

  C. CT   D. 核素骨扫描

  E. 肌电图

【A3/A4 型题】

(19～21 题共用题干)

  男，35 岁，腰痛伴右侧下肢放射性痛 3 个月，无明显发热、盗汗。查体：右侧直腿抬高试验阳性，小腿前外侧和足底感觉减退，背伸肌力减退。

19. 最可能的诊断是
   A. 腰椎间盘突出症   B. 腰肌劳损
   C. 腰椎肿瘤   D. 腰椎结核
   E. 强直性脊柱炎
20. 最可能的病变部位是
   A. $L_{2\sim3}$ B. $L_{3\sim4}$
   C. $L_{1\sim2}$ D. $L_{4\sim5}$
   E. $L_5\sim S_1$
21. 最适合的治疗方法是
   A. 联合应用抗生素   B. 卧床休息，牵引理疗
   C. 抗结核药物治疗   D. 单纯椎板减压手术
   E. 髓核摘除术

二、简答题

1. 简述颈椎病神经根型的临床表现。
2. 简述腰椎间盘突出症的临床表现及治疗原则。

第十章 骨与关节化脓性感染

扫码"学一学"

学习目标

1. **掌握** 急性血源性骨髓炎和化脓性关节炎的临床表现、诊断、治疗原则。
2. **熟悉** 慢性血源性骨髓炎的诊断及治疗原则。
3. **了解** 骨与关节化脓性感染的病理生理。
4. 具备对常见骨与关节化脓性感染的检查和诊断、治疗的能力。
5. 关心患者，能与患者及家属进行良好的沟通，开展健康教育、预防工作。

案例导入

　　患者，男，30岁。主因反复右大腿后侧疼痛8年，加重10天入院。患者于8年前反复出现右大腿后侧疼痛，并伴有低热，曾多次行抗生素治疗。无皮肤破溃、流脓史。查体：行走自如。右大腿无肌萎缩，无肿胀。右大腿下段膝关节后方轻度压痛，未触及肿块，皮温不高，局部未触及波动感，右股骨纵向叩击痛阳性。右髋、膝关节活动正常。右膝浮髌试验（-）。右股骨正侧位X线片示：右股骨下段骨干增粗变形，骨密度增高，骨皮质增厚。

问题：

1. 患者的初步诊断是什么？
2. 要明确诊断还需要进行哪些检查？

化脓性骨髓炎

　　化脓性骨髓炎为化脓性细菌感染而引起的骨膜、骨密质、骨松质与骨髓的化脓性炎性反应。本病是一种常见病。好发于长骨干骺端，儿童常见，男孩多于女孩，致病菌大多数是金黄色葡萄球菌，其次是溶血性链球菌，其他如大肠埃希菌，肺炎双球菌等也可引起。

　　化脓性骨髓炎有三个感染途径。①血源性感染：身体其他部位的化脓性病灶中的细菌经血液循环播散至骨骼，称血源性骨髓炎。②创伤后感染：开放性骨折发生了感染，或骨折手术后出现了感染，称为创伤后骨髓炎。③蔓延性感染：邻近软组织感染直接蔓延至骨骼，引起骨髓炎，称为外来性骨髓炎，如脓性指头炎引起指骨骨髓炎、慢性小腿溃疡引起胫骨骨髓炎等。各种类型骨髓炎的发病机制全然不同，治疗方法也有差别。

一、急性血源性骨髓炎

（一）病因

急性血源性骨髓炎最常见的致病菌是金黄色葡萄球菌，其次是溶血性链球菌，嗜血属流感杆菌、大肠埃希菌和产气荚膜杆菌、肺炎球菌和白色葡萄球菌也可致病。近年来金黄色葡萄球菌感染发病率有下降的趋势。

（二）病理

本病的基本病理变化是骨组织急性化脓性感染，引起骨质破坏与死骨形成。早期以骨质破坏、坏死为主，后期有新骨生成，成为骨性包壳。

病变好发于长管状骨的干骺端。当感染病灶成为小脓肿时，其结局有三：①患者机体抵抗力强或细菌毒力较弱，治疗及时有效，病灶可被吸收而痊愈；②治疗措施和机体抵抗力不足以完全消灭病灶，则形成局限性脓肿，即 Brodie 脓肿；③如治疗不及时，身体抵抗力低下，细菌毒力强，则脓肿迅速扩大，形成弥漫性骨髓炎。

骨脓肿的扩散：①干骺端的脓液通过骨小管向外蔓延成骨膜下脓肿，并可经骨小管返回髓腔或穿破骨膜，形成软组织脓肿，继而穿出皮肤形成窦道。②脓液直接向髓腔扩散，形成弥漫性骨髓炎，再从骨小管穿出至骨膜下。严重病例骨密质的内外面都浸泡在脓液中而失去血供，会形成大片的死骨。③小儿由于有骺板作为屏障，骨髓炎不易穿破进入关节腔，但髋关节除外，因小儿股骨头骺板位于髋关节囊内。

骨膜下脓肿可使骨膜剥离，其内层可有成骨细胞增生而产生新骨，包围在骨干外层，形成"骨性包壳"，包壳上有数个小孔与皮肤窦道相通，包壳内有死骨、脓液和炎性肉芽组织，往往外流不畅，成为骨性无效腔。

（三）临床表现

急性血源性化脓性骨髓炎可发生在任何年龄，以学龄儿童及青少年为多见，男孩较多。以胫骨上段和股骨下段最多见，其次为肱骨与髂骨，脊柱与其他四肢骨都可以发病，肋骨和颅骨少见。

1. 外伤史　发病前往往有外伤病史，但多难找到原发感染灶，并很少能在病史中询问出原发感染灶。

2. 局部表现　早期患肢剧痛，呈半屈曲状，周围肌痉挛，因疼痛而拒作主动与被动运动。局部皮温高，有局限性压痛，肿胀并不明显。数天后因骨膜下脓肿形成，局部出现肿胀，压痛更为明显。脓肿穿破骨膜后形成软组织脓肿，因脓肿张力减小，疼痛有所减轻，但局部红、肿、热、压痛都更为明显。如病灶邻近关节，可有反应性关节积液。脓液沿着髓腔播散，则疼痛与肿胀范围更为严重，整个骨干都出现骨破坏后，则有可能发生病理性骨折。

3. 全身表现　起病急骤，有寒战，继而高热至39℃以上，有明显的毒血症症状。儿童可烦躁不安、甚至谵妄、昏迷、脑膜刺激症状，可有贫血、脱水和酸中毒，重者可有感染性休克。

急性骨髓炎的自然病程可以维持3~4周。脓肿穿破后疼痛即刻缓解，体温逐渐下降，脓肿穿破后形成窦道，病变转入慢性阶段。

（四）诊断

对于血源性骨髓炎应尽早做出明确诊断与合适治疗，才能避免发展成慢性骨髓炎。早期主要依据临床表现如急骤的高热与脓毒症的表现、长骨干骺端疼痛剧烈而不愿活动肢体、有明显的压痛区、白细胞计数和中性粒细胞增高、局部分层穿刺阳性结果、血培养与分层穿刺液培养获得致病菌等，为了提高阳性率，需反复做血培养。

1. 血常规 白细胞计数增高，一般都在 $10 \times 10^9/L$ 以上，中性粒细胞可占90%以上。

2. 血培养 早期血培养阳性率较高，但并非每次培养均可获阳性结果，特别是已经用过抗生素者血培养阳性率更低。在寒战高热期抽血培养或初诊时每隔2小时抽血培养一次，共三次，可以提高血培养阳性率。局部脓液培养也可获致病菌，血培养及局部脓液培养所获致病菌应作细菌培养及药物敏感试验，以便及时选用有效药物。

3. 局部脓肿分层穿刺 选用有内芯的穿刺针，在压痛最明显的干骺端刺入，边抽吸边深入，切忌一次穿入骨内，以免将单纯软组织脓肿的细菌带入骨内，抽出浑浊液体或血性液可作涂片检查与细菌培养，涂片中发现多是脓细胞或细菌即可明确诊断。任何性质穿刺液都应作细菌培养与药物敏感试验。

4. X线检查 急性血源性骨髓炎起病后14天内的X线检查无明显变化，发病后3周左右可有骨质脱钙、破坏，少量骨膜增生，以及软组织肿胀阴影等。用过抗生素的病例出现X线表现的时间可以延迟至1个月左右。骨破坏后有死骨形成，死骨可大可小，小死骨表面为密度增高阴影，位于脓腔内，与周围骨组织完全游离。大死骨可为整段骨坏死，密度增高而无骨小梁结构可见。少数病例有病理性骨折。

5. CT检查 可以提前发现骨膜下脓肿，对细小的骨脓肿仍难以显示。

6. 核素骨显像 因病灶部位的血管扩张、增多，早期脓聚于干骺端，一般于发病后48小时可有阳性结果，可间接帮助诊断。

（五）治疗

急性血源性骨髓炎治疗成功的关键是早期明确诊断、早期应用大剂量有效抗生素和适当的局部处理。

1. 全身治疗 加强全身支持，高热时降温、补液，纠正酸中毒；必要时少量多次输血，以增强患者的抵抗力。给予易消化富含蛋白质和维生素的饮食。

2. 抗生素治疗 急性血源性骨髓炎为全身感染的一部分，应及早采用足量而有效的抗菌药物。初时根据致病菌进行经验性抗生素治疗，宜选用广谱抗生素，待致病菌分离和敏感试验有结果后，根据培养和药敏试验结果有针对性地应用，并根据感染类型、致感染菌种、敏感试验结果、宿主状态和抗生素性能等选择使用。对疑有骨髓炎的病例应立即开始足量抗生素治疗，在发病5天内使用往往可以控制炎症，而在5天后使用或细菌对所用抗生素不敏感时，都会影响疗效。

由于致病菌大都为溶血性金黄色葡萄球菌，要联合应用抗生素，选用的抗生素一种针对革兰阳性球菌，而另一种则为广谱抗生素，待检出致病菌后再予以调整。抗生素的使用至少应持续至体温下降、症状消失后2周左右。

3. 局部治疗 早期应用夹板、石膏托或皮肤牵引，抬高患肢并保持功能位，可减轻疼痛、促进炎症消退、防止畸形和病理骨折。

4. 手术治疗　手术的目的是引流脓液，减少毒血症症状，阻止急性骨髓炎转变为慢性骨髓炎。手术治疗宜早，最好在抗生素治疗后 48 ~ 72 小时仍不能控制局部症状时进行手术，也有主张提前为 36 小时的。延迟的手术只能达到引流的目的，不能阻止急性骨髓炎向慢性阶段演变。

手术有钻孔引流和开窗减压两种。在干骺端压痛最明显处做纵形切口，切开骨膜，放出骨膜下脓肿内高压脓液。如无脓液，向两端各剥离骨膜 2 cm，不宜过广，以免破坏骨密质的血液循环，在干骺端以 4 mm 口径的钻头钻孔数个。如有脓液溢出，可将各钻孔连成一片，用骨刀去除一部分骨密质，称为骨"开窗"。一般有骨膜下脓肿存在时，必然还有骨内脓肿。如钻孔后未发现骨内脓肿，不要用探针去探髓腔，亦不要用刮匙刮入髓腔内。

脓液多者，伤口做闭式灌洗引流，在骨腔内放置两根引流管作连续冲洗与吸引，关闭切口。置于高处的引流管以 1500 ~ 2000 ml 抗生素溶液作连续 24 小时滴注；置于低位的引流管接负压吸引瓶。引流管留置 3 周，或体温下降，引流液连续三次培养阴性即可拔除引流管。如脓液不多，伤口作单纯闭式引流，可放单根引流管接负压吸瓶，每日经引流管注入少量高浓度抗生素液。伤口不闭合，填充碘仿纱布，5 ~ 10 天后再作延迟缝合。

二、慢性血源性骨髓炎

慢性血源性骨髓炎多是因急性骨髓炎治疗不当或治疗不及时而病情发展的结果，或低毒性细菌感染，在发病时即表现为慢性骨髓炎。

（一）病理

当机体抵抗力降低或引流不畅时，残留的细菌即可引起急性炎症反复发作，使骨坏死成死骨并脱落、浸泡在脓液中，周围的骨骼逐渐致密、硬化，外周骨膜亦不断形成新骨而成为骨壳，周围软组织广泛疤痕形成，表皮会内陷生长深入窦道内，窦道口皮肤长期被脓液刺激会恶变成鳞状上皮癌。

（二）临床表现与诊断

1. 病史　多有急性血源性骨髓炎、开放性骨折病史。

2. 症状与体征　患肢较对侧粗大，可摸到病骨增粗，轮廓不规则，皮下组织增厚、变硬，可伴有寒战、发热等全身症状。原已闭塞的窦道口开放，排出脓液，有时排出死骨。在死骨排出后窦道口自动封闭，炎症逐渐消退。窦道口有肉芽组织增生，周围皮肤常有色素沉着。因肌挛缩出现邻近关节畸形，窦道口皮肤反复受到脓液的刺激会癌变。急性发作约数月、数年一次。炎症静止期可无全身症状。儿童往往因骨骺破坏而影响骨骼生长发育，使肢体出现缩短畸形。偶可发生病理性骨折。

3. 放射学检查

（1）X 线平片　早期阶段有虫蛀状骨破坏与骨质稀疏，并逐渐出现硬化区。骨膜掀起并有新生骨形成，骨膜反应可为层状或呈三角状，如骨肿瘤。新生骨逐渐变厚和致密，坏死脱落成为死骨。死骨致密，周围可见一透明亮带，系肉芽组织或脓液将死骨与正常组织分离所致，为慢性骨髓炎特征。如为火器伤偶可见多发异物存留。

（2）窦道造影　将造影剂（12.5% 碘化钠溶液、碘油或硫酸钡胶浆）注入窦道内，进行透视和摄片观察，可充分显示窦道的深度、径路、分布范围及其与无效腔的关系，以便手术时彻底清除无效腔和窦道，促使其早日痊愈。

根据病史和临床表现，诊断不难。特别是有经窦道排出过死骨，诊断更易。X 线片可以证实有无死骨，了解形状、数量、大小和部位，以及附近包壳生长情况。一般病例不需要做 CT 检查。因骨质浓白难以显示死骨者可做 CT 检查。

（三）治疗

以手术治疗为主，治疗的原则是摘除死骨；清除炎性肉芽组织；切除窦道和瘢痕；消灭无效腔；改善局部血液循环，为创口愈合创造条件。根据患者不同情况选择下列手术。

1. 病灶清除术　清除死骨、炎性肉芽组织和消灭无效腔，称为病灶清除术。适用于死骨小、无效腔范围不大或局限性骨脓肿者，术后创口内留置两根硅胶管，一根进管，每日灌注抗生素溶液冲洗，另一根出管，接负压吸引器。拆线后拔除硅胶管，创口一般可一期愈合。

2. 肌瓣填塞术　病变范围较广，病灶清除之后，遗留无效腔较大，创口周围有可利用的肌肉时，可做一肌瓣填塞无效腔，术后仍需放硅胶管冲洗引流。

3. 带蒂肌皮瓣转移术　用该法治疗、修复病灶清除后有软组织缺损者。如利用腓肠肌瓣修复胫骨中上段骨髓炎病灶清除后的软组织缺损。

4. Orr 疗法　骨髓炎病灶清除后，周围软组织缺少不能缝合时，可任其敞开，骨腔内填充凡士林纱布或碘仿纱条，包管形石膏，开洞换药。让肉芽组织慢慢生长填满伤口以达到二期愈合。

在手术时须注意：①在骨包壳未充分形成前不宜作死骨摘除术，过早做死骨摘除，易造成骨缺损；②在急性炎症发作时，不宜做死骨摘除术，积脓时宜做切开引流术。

三、化脓性关节炎

化脓性关节炎为关节内脓性感染。多见于儿童，好发于髋、膝关节，其次为肘、肩和踝关节。常为手术感染、关节外伤性感染、关节火器伤、关节内注射类固醇等药物，无菌操作不严等所发生感染。

（一）病因

最常见的致病菌为金黄色葡萄球菌，可占 85% 左右；其次为溶血性链球菌、白色葡萄球菌，淋病双球菌、肺炎球菌和肠道杆菌等。细菌进入关节内的途径有：①血源性感染，身体其他部位化脓性病灶内的细菌通过血液循环传播至关节内；②外来性感染，邻近关节的化脓性病灶直接蔓延至关节腔内，如股骨头或髂骨骨髓炎蔓延至髋关节；③创伤性感染，开放性关节损伤发生感染；④医源性感染，关节手术后感染和关节内注射皮质类固醇后发生感染。

（二）病理

化脓性关节炎的病变发展过程可以分成三个阶段，这三个阶段有时演变缓慢，有时发展迅速而难以区分。

1. 浆液性渗出期　细菌进入关节腔后，滑膜明显充血、水肿，有白细胞浸润和浆液性渗出物。渗出物中含多量白细胞。本期无关节软骨破坏，病理改变为可逆性。如治疗及时，渗出物可以完全被吸收而不会遗留任何关节功能障碍。

2. 浆液纤维素性渗出期 病变继续发展，渗出物变为混浊，数量增多，细胞亦增加。滑膜炎症因滑液中出现了酶类物质而加重，使血管的通透性明显增加。大量的纤维蛋白出现在关节液中。纤维蛋白沉积在关节软骨上可以影响软骨的代谢。白细胞释放出大量溶酶体酶，协同对软骨基质进行破坏，使软骨出现崩溃、断裂与塌陷。修复后必然会出现关节粘连与功能障碍。本期出现了不同程度的关节软骨损毁，部分病理改变成为不可逆性。

3. 脓性渗出期 炎症已侵犯至软骨下骨质，滑膜和关节软骨都已破坏，关节周围亦有蜂窝织炎。渗出物已转为明显的脓性。修复后关节重度粘连甚至纤维性或骨性强直，病变为不可逆性，后遗有重度关节功能障碍。

（三）临床表现

1. 原发化脓性病灶表现可轻可重，甚至全无。一般都有外伤诱发病史。

2. 起病急骤，有寒战、高热等症状，体温可达39℃以上，可有全身不适等菌血症表现，甚至出现谵妄与昏迷，小儿惊厥多见。

3. 病变关节剧痛、功能障碍，关节常处于半屈曲位，这样使关节腔内的容量最大，而关节囊可以较松弛以减少疼痛。

4. 浅表的关节，如膝、肘和踝关节，局部红、肿、热、痛明显。深部的关节，如髋关节，因有厚实的肌肉，局部红、肿、热都不明显，关节往往处于屈曲、外旋、外展位。

5. 患者因剧痛而不愿活动和接受检查。

6. 关节腔内积液，尤其在膝部最为明显，可有浮髌试验阳性。

7. 病变较久，可发生病变关节的半脱位。

8. 因关节囊坚厚结实，脓液难以穿透，一旦穿透至软组织内，则蜂窝织炎表现严重，深部脓肿穿破皮肤后会成为瘘管，此时全身与局部的炎症表现都会迅速缓解，病变转入慢性阶段。

（四）辅助检查

1. 化验室检查 周围血象中白细胞计数增高可至 $10 \times 10^9/L$ 以上，大量中性多核白细胞。红细胞沉降率增快。寒战期血培养可检出病原菌。

2. 关节液穿刺 外观可为浆液性（淡黄色透明液体），纤维蛋白性（淡黄色混浊液体）或脓性液体。镜检可见大量白细胞；涂片做革兰染色，可见大量白细胞、脓细胞和革兰阳性球菌。寒战期血培养可检出病原菌。

3. X 线表现 早期只可见关节周围软组织肿胀、积液、关节间隙增宽，关节软骨破坏后出现关节间隙进行性狭窄；后期可以出现关节挛缩畸形，关节间隙狭窄，甚至有骨小梁通过成为骨性强直。部分病例邻近骨骼出现骨髓炎改变。

（五）诊断

根据全身与局部症状和体征，一般诊断不难。X 线表现出现较迟，不能作为早期诊断依据。关节穿刺和关节液检查对早期诊断很有价值，应做细胞计数，分类，涂片革兰染色找病原菌，抽出物应做细菌培养和药物敏感试验。

（六）治疗

1. 全身治疗 早期足量全身使用抗生素，原则同急性血源性骨髓炎。

2. 关节腔穿刺，腔内注射抗生素 用于浅表关节，每天做一次关节穿刺，抽出关节液后，注入敏感抗生素。如果抽出液逐渐变清，而局部症状和体征缓解，说明治疗有效，可以继续使用，直至关节积液消失，体温正常。如果抽出液性质转劣而变得更为浑浊甚至成为脓性，则说明治疗无效，应改为灌洗或切开引流。

3. 为防止关节内粘连尽可能保留关节功能，可做持续性关节被动活动。在对病变关节进行了局部治疗后即可应用下（上）肢功能锻炼器行肢体被动功能锻炼。至急性炎症消退时，一般在 3 周后即可鼓励患者做主动运动。肢体功能锻炼器时应将局部适当固定，用石膏托固定或用皮肤牵引以防止或纠正关节挛缩。3 周后开始锻炼，关节功能恢复往往不甚满意。

4. 后期病例如关节强直于非功能位或有陈旧性病理性脱位者，须行矫形手术，以关节融合术或截骨术最常采用。

为防止感染复发，术前、术中和术后都须使用抗生素。此类患者做人工关节置换术感染率高，须慎重考虑。如必需行人工关节置换术者也应在炎症完全治愈一年后施行。

本章小结

化脓性骨髓炎、化脓性关节炎是常见的运动系统感染疾病。其中，急性血源性骨髓炎是重点。运动系统感染疾病有类似的致病菌及发病机制和病理生理改变。治疗原则一般注意两方面，即局部治疗和全身治疗。

目标检测

一、选择题

【A1/A2 型题】

1. 急性化脓性骨髓炎最常见的致病菌是

    A. 乙型溶血性链球菌   B. 铜绿假单胞菌

    C. 大肠埃希菌   D. 肺炎双球菌

    E. 金黄色葡萄球菌

2. 急性血源性骨髓炎的好发年龄是

    A. 婴幼儿   B. 少年

    C. 青年   D. 中壮年

    E. 老年

3. 对于急性化脓性骨髓炎早期诊断最具价值的检查是

    A. B 超   B. 白细胞计数

    C. CT   D. X 线

    E. 局部分层穿刺涂片与培养

4. 男孩，12 岁。诊断为左胫骨近端骨髓炎，经局部引流后症状好转，但目前局部仍有窦道流脓。X 线检查示：大块死骨及新生骨，有包壳形成。最主要的治疗措施是

扫码"练一练"

A. 清除病灶 　　　　　　　　　　　B. 间断应用抗生素

C. 石膏固定 　　　　　　　　　　　D. 大剂量抗生素

E. 窦道刮除术

5. 下列表现对诊断急性化脓性骨髓炎最有意义的依据是

A. X 线显示骨皮质破坏和骨膜反应

B. 寒战、高热等全身感染中毒症状

C. 局部疼痛及患肢功能障碍

D. 白细胞总数及中性粒细胞增高

E. 皮肤窦道有死骨排出

6. 男孩，8 岁。高热伴右下肢剧痛、不能活动 2 天。查体：T 39.4℃，P 135 次/分，精神不振，右胫骨上端微肿，有深压痛。白细胞 26×10^9/L，血沉 80 mm/h。X 线检查未见明显异常，核素扫描显示右胫骨上端有脓聚区。最可能的诊断是

A. 风湿性关节炎 　　　　　　　　　B. 膝关节结核

C. 急性化脓性骨髓炎 　　　　　　　D. 恶性骨肿瘤

E. 急性化脓性关节炎

7. 5 岁，男孩。突发寒战，体温 39℃。右膝部疼痛剧烈，不敢活动，局部无明显肿胀。应首先考虑的是

A. 慢性骨髓炎 　　　　　　　　　　B. 化脓性关节炎

C. 类风湿关节炎 　　　　　　　　　D. 急性血源性骨髓炎

E. 胫骨结节骨软骨病

8. 关于急性化脓性骨髓炎的治疗叙述，正确的是

A. 患肢制动以减轻疼痛和防止病理骨折

B. 加强营养，纠正水电解质紊乱，大量输血

C. 凡确诊后立即静脉推少量多种有效抗生素

D. 骨膜下抽到脓液，但无全身症状时不必切开排脓

E. 根据药敏试验选用最佳抗生素，直至全身症状消失即可停药

9. 确诊急性骨髓炎后须立即

A. 抗感染 　　　　　　　　　　　　B. 支持治疗

C. 手术 　　　　　　　　　　　　　D. 肢体制动

E. 物理降温

10. 慢性骨髓炎最有意义的诊断依据是

A. 皮肤有窦道并见死骨排出

B. 局部肿痛及患肢功能障碍

C. 寒战、高热等感染中毒症状

D. 白细胞总数及中性粒细胞增高

E. X 线未见骨质破坏和骨膜反应

11. 女，25 岁。右小腿窦道反复流脓 5 年。近 10 天再次出现局部发热、红肿、疼痛，窦道口流出脓液增多。X 线示右胫骨中段死骨形成，周围有新生骨。目前的最佳治疗是

A. 局部应用抗生素 　　　　　　　　　　B. 消除病灶，消灭无效腔

C. 肢体制动，抗生素治疗   D. 闭合伤口，放置引流

E. 穿刺抽液，药物注入

12. 8 岁，男孩。左膝肿痛，急骤加重，活动剧痛，伴有高热。检查左膝关节明显红、肿、热及压痛。X 线片示关节间隙增宽，其诊断首先应考虑为

A. 膝关节结核   B. 风湿性关节炎

C. 类风湿性膝关节炎   D. 化脓性关节炎

E. 痛风关节炎

13. 化脓性关节炎早期诊断中，最有价值的方法是

A. 关节活动度检查   B. X 线平片

C. MRI 检查   D. 关节液检查

E. 手术探查

14. 早期治疗化脓性髋关节炎最好的方法是

A. 合理有效抗生素加石膏固定

B. 足量有效抗生素加支持治疗

C. 足量有效抗生素加功能锻炼及理疗

D. 足量有效抗生素加关节穿刺抽液并注入抗生素

E. 切开引流，使用足量抗生素

【A3/A4 型题】

(15~17 题共用题干)

5 岁患儿突发寒战、高热，左大腿下端深压痛，患肢不敢动，白细胞总数升高。

15. 应首先考虑的诊断为

A. 骨结核   B. 骨肿瘤

C. 急性化脓性骨髓炎   D. 慢性化脓性骨髓炎

C. 风湿性骨髓炎

16. 最有意义诊断方法

A. X 线检查   B. CT

C. 血常规   D. 早期局部分层穿刺

E. 局部活检

17. 确诊后立即采取的治疗方法为

A. 加强营养   B. 静脉滴注足量有效抗生素

C. 少量多次输血   D. 患肢皮牵引

E. 患肢石膏固定

(18~20 题共用题干)

女，5 岁。咳嗽、咳痰 2 天，右大腿下段剧痛 1 天，伴烦躁不安，呕吐。查体：T 39.5℃，右大腿下段外侧有明显的局限性压痛，膝关节未见明显肿胀，右下肢拒动。血常规：WBC 20×10^9/L，N 0.92。

18. 最有可能的诊断是

A. 蜂窝织炎   B. 关节炎

C. 骨结核　　　　　　　　　　　　D. 骨肉瘤

E. 骨髓炎

19. 为明确诊断，最有价值的检查是

A. MBI　　　　　　　　　　　　　B. 局部分层穿刺

C. X 线　　　　　　　　　　　　　D. CT

E. 核素骨扫描

20. 最适宜的治疗方法是

A. 钻孔引流　　　　　　　　　　　B. 开窗减压

C. 病灶清除　　　　　　　　　　　D. 休息制动

E. 联合应用大剂量抗生素

二、简答题

1. 简述急性急性血源性骨髓炎的诊断及治疗原则。

2. 简述化脓性关节炎与急性血源性骨髓炎的鉴别诊断。

第十一章　骨与关节结核

📖 **学习目标**

1. **掌握**　常见骨与关节结核的临床表现、诊断、治疗原则。
2. **熟悉**　骨与关节结核的治疗方法。
3. **了解**　骨与关节结核的病理生理。
4. 具备对常见骨与关节结核的诊断和治疗的能力。
5. 关心患者，能与患者及家属进行良好的沟通，开展健康教育、预防工作。

第一节　概　　述

骨与关节结核是结核菌侵入骨或关节内繁殖并产生一系列病理改变。患者中 30 岁以下的占 80%，尤以儿童和青少年易感染，好发部位是脊柱，约占 50%，其次是膝关节、髋关节和肘关节，好发部位均为负重大、活动多、易发生创伤的部位。

👉 **案例导入**

女，38 岁。低热 2 个月，左大腿根部肿物 10 天。查体：左腹股沟可触及 5 cm × 5 cm 质软圆形肿物，轻度压痛。B 超显示为低回声肿物。腰椎 X 线片上见腰大肌阴影增宽，L_2、L_3 椎体边缘骨质破坏，$L_{2~3}$，椎间隙狭窄。

问题：

1. 首先应考虑的诊断是什么？
2. 要明确诊断还需要进行哪些检查？
3. 治疗原则是什么？

一、病因

骨与关节结核是一种继发性结核病，原发病灶多为肺结核或消化道结核，主要继发于肺结核。骨与关节结核可出现在原发结核活动期，但大多数发生在原发病灶已静止，甚至痊愈多年后。骨与关节结核的感染途径主要是血行传播，少数由感染的淋巴直接蔓延。当机体免疫力低下，如外伤、营养不良、过度劳累时诱发。

二、病理

骨与关节结核病理分为三型：早期为单纯性滑膜结核或单纯性骨结核，后期发展为全关节结核。

1. 单纯性滑膜结核　病变局限于关节滑膜者。早期滑膜充血、水肿、炎性细胞浸润；晚期滑膜因纤维组织增生而肥厚变硬，可见干酪样坏死组织和脓液形成。

2. 单纯性骨结核　此型多见。①松质骨结核：根据解剖部位不同又分为中心性和边缘性松质骨结核，前者发生在松质骨中心部位，局部以骨质浸润和坏死为主，易形成死骨、空洞和化脓；后者发生在松质骨边缘部分，病变以骨破坏为主，局部有脓肿或空洞形成，一般无死骨形成。②皮质骨结核：出现骨质溶解破坏为主，骨膜反应增生形成大量的骨膜新生骨。③干骺端骨结核：兼有松质骨和皮质骨结核的特征。

3. 全关节结核　病变累及软骨、骨和滑膜，此时关节软骨受到不同程度的损害，关节腔内被结核性肉芽组织、干酪性坏死物质和脓液填充。愈后一般会留有不同程度的关节功能障碍。

三、临床表现

1. 全身症状　起病缓慢，有乏力、潮热、盗汗、消瘦、食欲不振及贫血等全身症状。儿童病例可起病急骤，高热、盗汗。

2. 局部表现　以单发多见，少数为多发性，但对称性十分罕见。青少年起病前往往有关节外伤史。

（1）疼痛　病变部位疼痛，初起不重，每于活动后加剧，随病情发展而加剧，常为单发性，多发性少见，儿童患者常有"夜啼"。

（2）浅表关节结核表现　可查出有肿胀、积液，并有压痛。周围软组织较薄，肿胀明显。至后期，肌肉萎缩，关节呈梭形肿胀。

（3）结核性脓肿　随病情的发展，病灶部位积聚了大量的脓液、结核性肉芽组织、死骨和干酪性坏死物质，脓肿周围组织无红、热等急性炎症反应，故称之为"冷脓肿"或"寒性脓肿"。脓肿破溃后形成窦道，经窦道不断流出米汤样脓液，偶尔有干酪样物质和小死骨片排出，窦道经久不愈。寒性脓液破溃后合并混合性感染，患者可出现高热，局部红、肿、热、痛等急性炎症表现，重度混合性感染的结果导致慢性消耗，贫血、中毒症状明显，甚至因肝、肾功能衰竭而死亡。

（4）压迫症状　脊柱结核的冷脓肿会压迫脊髓而出现肢体瘫痪，多见于颈椎、胸椎结核。

（5）病理性骨折与病理性脱位　可压迫脊髓而导致肢体瘫痪。

（6）后遗症　病变静止后可发生以下后遗症：①关节功能障碍，因关节腔纤维性粘连成纤维性强直而产生不同程度的关节功能障碍；②畸形，关节挛缩于非功能位，最常见的畸形为屈曲挛缩与脊柱后凸畸形（驼背）；③儿童骨骼破坏导致肢体长度不等。

四、辅助检查

（一）实验室检查

1. 血液检查　血红蛋白和红细胞计数略有下降，白细胞计数一般正常。若有混合感染时，白细胞计数增高。红细胞沉降率在活动期明显增快；病变趋向静止或治愈，则血沉逐渐下降至正常。

2. 结核杆菌培养 单纯冷脓肿穿刺液结核杆菌培养阳性约占70%，窦道中获得脓液的结核杆菌培养阳性率极低。

（二）影像学检查

1. X 线检查 X 线摄片检查对诊断骨折与关节结核十分重要，但不能做出早期诊断，不同阶段 X 线表现各异，一般在起病2个月后方有 X 线改变（磨砂玻璃样改变、关节间隙变窄、死骨、空洞、椎体压缩、椎旁软组织阴影等）。

2. CT 检查 可发现 X 线片不能发现的问题，特别是显示病灶周围的冷脓肿有独特优点，死骨与病骨都可清晰地显露。

3. MRI 检查 可以在炎性浸润阶段时显示异常信号，具有早期诊断价值。脊柱结核的 MRI 片还可以观察脊髓有无受压与变性。

4. 其他 超声波检查可以探查深部的位置和大小。关节镜检查及滑膜活检对诊断滑膜结核很有价值。

五、诊断

1. 询问病史，应仔细询问结核病接触史和患病史，查明原发病灶情况。
2. 根据症状、体征和辅助检查的结果进行综合分析，典型病例的诊断不难。

六、治疗

（一）全身治疗

1. 支持疗法 ①避免体力劳动和剧烈运动；②加强营养，高蛋白、高维生素饮食；③贫血或严重的患者可间断输给少量新鲜血；④混合感染急性期给予抗生素治疗。

2. 抗结核治疗 ①首选异烟肼与利福平，以提高疗效和防止长期单味抗结核药物应用产生耐药性，异烟肼成人剂量每日300 mg，分3次口服，或早晨1次顿服，疗程2年；利福平成人剂量为45 mg，早晨一次顿服，疗程3个月。利福平对肝脏有毒性作用，用药3个月后应检查肝功能。乙胺丁醇渗透至病灶能力强，能有效抑制结核杆菌，成人剂量为750 mg，一次顿服，偶见视神经损害。②联合用药，具体可选用异烟肼 + 利福平或异烟肼 + 乙胺丁醇。③结核中毒症状明显或持续发热者可用对氨基水杨酸钠剂量每日8 g，分4次口服。④注意其不良反应，用药勿超过2周。

符合下列标准的可停止应用抗结核药物，但仍需定期复查：①全身情况好，体温正常；②局部症状消失，无疼痛，窦道闭合；③X 线表现脓肿缩小乃至消失，或已钙化，无死骨，病灶边缘轮廓清晰；④血沉检查3次以上均正常；⑤起床活动已1年，仍能保持上述4项指标。

（二）局部治疗

1. 局部制动 全身药物治疗及局部制动，其疗效优于单独抗结核药物治疗。①目的：保证病变部位的休息，减轻疼痛。②方法：包括石膏、支具固定与牵引。皮肤牵引主要用于解除肌痉挛，减轻疼痛，防止病理性骨折、脱位，并可纠正关节畸形；骨牵引主要用于纠正成人重度关节畸形。③时间：一般小关节结核固定期限为1个月，大关节结核应延长至 3 个月。

2. 局部注射　①优点为局部注射抗结核药物用量少，局部药物浓度高和全身反应低等；②适应于早期单纯性滑膜结核；③通常用链霉素或异烟肼，或两种合用；链霉素剂量为 0.25 ~ 0.5 g，异烟肼剂量为 100 ~ 200 mg，视关节腔积液情况每周注射 1 ~ 2 次；穿刺液逐渐减少，液体转清，说明治疗有效，可以继续穿刺抽液和注射抗结核药物；无效者及时改用其他治疗措施。

3. 手术治疗

（1）切开排脓　冷脓肿有混合感染者，可行冷脓肿切开排脓。切开排脓虽可改善症状，但会形成慢性窦道，为后续病灶清除术带来很多困难。

（2）病灶清除术　是骨与关节结核常用、有效的手术方法。采用合适的手术路径，直接进入骨与关节结核病灶处，将脓液、死骨、结核肉芽组织及干酪样坏死物质彻底清除掉，同时置入抗结核的药物。术前应行切实有效的全身抗结核治疗并改善全身营养状况，病灶清除术的手术指征：①骨与关节结核有明显死骨和大脓肿形成；②窦道流脓经久不愈者；③单纯性骨结核髓腔内积脓压力过高者；④单纯性滑膜结核经药物治疗效果不佳，即将发展为全关节结核者；⑤脊柱结核有脊髓受压表现者。

病灶清除术的手术禁忌证：①患者有其他脏器结核性病变尚处于活动期；②有混合感染，体温高，中毒症状明显者；③患者合并有其他主要疾病难以耐受手术者；为了提高手术的安全性，防止结核播散，术前应常规应用抗结核药物 2 ~ 4 周。

（3）其他　①关节融合术，用于关节不稳定者；②截骨术，用以矫正畸形；③关节成形术，用以改善关节功能。以上手术均属矫形手术。

第二节　常见骨与关节结核

一、脊柱结核

脊柱结核居全身关节结核的首位，病变多发生于椎体部分，附件结核十分罕见。发病年龄多为儿童，30 岁以上人群发病率明显下降。发病部位依次为腰椎、胸椎、颈椎，骶尾椎结核罕见。

（一）病理

脊柱结核分中心型和周围型两种类型。

1. 中心型椎体结核　10 岁以下儿童胸椎好发。病变多局限于一个椎体，病变进展快，整个椎体压缩成楔形。少数病变可累及临近椎体。

2. 边缘型椎体结核　多见于成人腰椎，病变常累及椎体上、下缘，侵犯椎间盘组织和相邻椎体。椎间盘破坏是本病的特征，X 线片上显示椎间隙变窄或消失。

脊柱结核多形成冷脓肿，可分椎旁脓肿和流注脓肿两种类型。①椎旁脓肿：脓液汇集在椎体旁，可位于椎体前方、侧方和后方，以前两者多见。脓液将骨膜掀起，并沿着韧带间隙上下蔓延，引起相邻椎体破坏，形成大的脓肿，若该脓肿向后方进入椎管内，可压迫脊髓和神经根。②流注脓肿：椎旁脓肿穿破骨膜，由于重力的作用，可沿肌间隙流向一定的区域，形成远离病灶的脓肿。如胸腰段结核的脓肿可流注成腰大肌脓肿或腰三角脓肿、髂窝脓肿、腹股沟处深部的脓肿等。

（二）临床表现

1. 全身症状　起病缓慢，可有低热、盗汗等全身性中毒症状。儿童常表现为性情急躁、夜啼等。

2. 局部症状与体征

（1）疼痛　疼痛是最先出现的症状。常为局部隐痛或钝痛，尤其是在活动、劳累、咳嗽、打喷嚏或持重物时加重，休息后可减轻。①颈椎结核可向枕部或上肢放射，若神经根受压则疼痛加剧，患者常用双手撑住下颌，头向前倾，以稳住颈项来帮助缓解疼痛；②胸椎结核有背部疼痛，可向上腹部放射；③腰椎结核疼痛可向下肢放射，不能弯腰，腰部肌肉隆起、僵硬，患者站立或行走时，常用双手托住腰部，头及躯干后倾，使中心后移，以减轻对病变椎体的压力。因腰椎活动受限，患儿拾地上物品时常呈挺腰屈膝下蹲状，称为拾物试验阳性；若提起患儿双足时，脊柱呈强直状态，大腿、骨盆和腹壁同时离开床面，为俯卧背伸试验阳性。

（2）脊柱畸形　病变椎体可有棘突后或侧凸畸形。站立或卧位时可触及椎旁肌痉挛，腰部生理前凸消失。胸腰段结核出现明显后凸畸形而致驼背。

（3）冷脓肿与窦道　少数患者因发现寒性脓肿而来就医。颈椎结核常发生咽后壁或食管后脓肿，妨碍呼吸与吞咽，睡眠时有鼾声。颈椎结核、胸腰段结核和腰椎结核的后期，由于冷脓肿的形成，在颈部、腰三角和腹股沟深部摸到肿块。脓肿破溃后形成体表窦道，并见米汤样分泌物流出。

（4）截瘫　是脊柱结核的严重并发症。胸椎结核最易出现截瘫，可致终身残疾。早期轻度运动障碍（如肢体软弱无力、步态不稳），继而出现感觉减退，肌张力增高，腱反射亢进，后期有括约肌功能障碍，如排尿困难、便秘等。

（三）辅助检查

1. X 线检查　可见骨质破坏及椎间隙狭窄。中心型骨结核者骨质破坏集中在椎体中央，在侧位片较清楚，发生病理性骨折时椎体呈楔形改变，部分病例也可侵犯椎间盘和邻近椎体。边缘型的骨质破坏集中在椎体上、下缘，很快累及椎间盘，椎间隙变窄或消失，可累及邻近两个椎体。

2. CT 检查　可清晰地显示病灶部位空洞、死骨和发现椎旁小型脓肿。CT 检查对腰大肌脓肿有独特的诊断价值。

3. MRI 检查　具有早期诊断价值，主要用于观察病变部位及受压情况。

（四）诊断

根据症状、体征与辅助检查，典型病例诊断不难。不典型病例早期诊断比较困难，需密切观察，定期检查，早诊断、早治疗。

（五）治疗

1. 全身治疗　包括抗结核药物治疗和全身支持疗法。

2. 固定　固定期应多卧床休息。①胸椎及上腰椎结核采用石膏背心或支架固定；下腰椎结核用石膏腰围带一腿；全身情况差，不能耐受固定者，睡特制石膏床；②时间一般为3个月。

3. 手术　①一旦有脊髓受压征象，应及时手术减压并行脊柱植骨融合术，截瘫者后期手术效果不佳；②其他病例可行脓肿切开引流术、病灶清除术及矫形手术；③术前服用抗结核药物至少2周，术后卧床休息3~6个月，继续使用抗结核药1.5~2年以上直至治愈。

4. 截瘫护理　①协助患者翻身和活动肢体，防止压疮、深静脉炎；②戒烟、防寒、协助患者排痰，防止肺部感染；③预防泌尿系感染。

二、髋关节结核

髋关节结核居全身骨与关节结核发病率的第三位。常见于儿童和青少年，尤以10岁以下儿童多见，多为单关节，非对称性发病。

（一）病理

髋关节结核以单纯性滑膜结核较多见，其次是全髋关节，单纯性骨结核好发于髋臼、股骨头、股骨颈，常在股三角和大转子附近形成脓肿，破溃后形成窦道，并混合感染。单纯性滑膜结核很少形成脓肿与窦道。髋关节结核可发生病理性脱位。

（二）临床表现

1. 全身表现　起病缓慢，患者表现为低热、盗汗、疲乏无力、食欲不振、消瘦、贫血等全身中毒症状。患儿常出现"夜啼"现象。

2. 局部表现

（1）疼痛与跛行　早期为髋部疼痛，劳累后加重，疼痛可放射至膝部，故患儿常诉双膝部疼痛。随病情发展，疼痛加剧，出现跛行。

（2）脓肿形成　腹股沟内侧与臀部形成冷脓肿，破溃后形成窦道，易造成混合性感染。

（3）病理性骨折与畸形　全关节结核可致股骨头破坏，引起髋关节病理性脱位。愈后遗留各种畸形，常见髋关节屈曲、内收、内旋畸形，患肢缩短等。

（4）特殊体征　髋关节结核患者"4"字征和Thomas征均为阳性。①"4"字征阳性：患者仰卧，患侧下肢抬起，并使外踝搭在对侧股骨上方，检查者下压患侧膝部，因疼痛致膝部不能接触床面者为阳性。②Thomas征阳性：患者仰卧，检查者将其健侧髋、膝关节屈曲，使膝部尽可能贴近胸前，患侧下肢不能伸直者为阳性。

（三）辅助检查

1. X线检查　需摄双侧髋关节片进行比较，早期病变只有局限性骨质疏松，质量好的X线片可见关节囊肿胀。早期X线征是进行性关节间隙变窄与边缘性骨质破坏病灶。随着破坏的加剧，出现空洞和死骨；严重者股骨头几乎消失。后期出现病理性后脱位。经治疗后骨轮廓边缘较为清晰时提示病变区域停止。

2. CT与MRI检查　能清楚髋关节内积液情况，能揭示普通X线片不能显示的微小骨破坏病灶。MRI还能显示骨内的炎症浸润。

（四）诊断

髋关节结核主要根据病史、症状、体征、实验室检查和X线做出诊断。早期诊断比较困难，需摄双侧髋关节 X 线片，仔细比较鉴别。有条件可采用 CT 与 MRI 检查，以明确诊断。

（五）治疗

治疗原则是早期诊断，早期治疗，保存髋关节的运动和负重功能，在常规抗结核的同时，重点做好局部治疗。

1. 单纯性滑膜结核 ①患肢持续皮肤牵引，患髋适当制动，少负重活动；②髋关节穿刺注入异烟肼 100～200 mg 后加入链霉素 1.0 g，每周 1 次，3 个月为一疗程；③若不见好转或加重，应及时行滑膜切除术，术后穿矫形鞋并行皮肤牵引使患肢处于外展、内旋位。

2. 单纯性骨结核 及早行病灶清除术，骨松质植骨，以挽救关节功能，术后用皮肤牵引或髋人字石膏制动。

3. 全关节结核 ①早期行病灶清除术，术后皮肤牵引 3 周；②晚期患者（年龄在 15 岁以上），在病灶清除术的同时行髋关节融合术，术后髋人字石膏固定 3～6 个月；③老年患者或病变静止而髋关节纤维性强直者，可在抗结核药物控制下，行全髋关节置换术；④关节屈曲内收外展畸形者，可行转子下截骨矫形术。

三、膝关节结核

膝关节结核较常见，发病率仅次于脊柱结核，位居第二，儿童及青少年患者多见。

（一）病理

起病时以滑膜结核多见。病变发展较慢，以炎性浸润和渗出为主，有膝关节肿胀和积液。进一步发展可侵犯骨骼，产生边缘性骨侵蚀，并沿软骨下潜行生长，使大块关节软骨剥落，形成全髋关节结核。至后期则有脓液积聚，形成冷脓肿，穿破后成为窦道，经久不愈。关节韧带结构破坏而发生病理性脱位。病变静止后，膝关节呈纤维性或骨性强直，有时伴有屈曲挛缩。如果膝关节两端的骺板受损，将影响肢体发育，形成患肢短缩或关节畸形的病变后遗症。

（二）临床表现

1. 症状 起病缓慢，可有低热、乏力、食欲不振、消瘦等全身症状。小儿常有"夜啼"现象。膝关节疼痛及轻度活动受限。滑膜增厚累及全关节时，疼痛与功能障碍更加明显。

2. 体征 ①膝关节呈梭形肿胀，膝眼饱满，髌上囊肿大，浮髌试验阳性，局部压痛，皮温增高；②膝关节呈屈曲形、关节脱位、膝外翻畸形；③骨骺破坏者可表现为患肢缩短畸形；④冷脓肿可破溃形成慢性窦道。

（三）辅助检查

1. X 线检查 ①早期滑膜结核阶段，X 线片上仅见髌上囊肿胀与局限性骨质疏松；②病程长者可见进行性关节间隙变窄和边缘性骨质破坏；③后期则骨质破坏加重，关节间隙消失或半脱位；④合并混合感染时会出现骨硬化。

2. 关节镜检查 关节镜检查对膝关节滑膜结核的早期诊断具有独特价值，还可做活组织检查及镜下滑膜切除术。

（四）诊断

根据病史、相关症状和体征，结合 X 线检查、关节腔穿刺检查，必要时行关节镜检查可明确诊断。

（五）治疗

膝关节是浅表关节，早期发病易发现。及时的全身治疗和局部治疗并举，大多数病例可望治愈并恢复功能。

1. 单纯性滑膜结核　全身抗结核治疗及局部关节腔内注入抗结核药物，成人可注入异烟肼 200 mg、链霉素 1 g；儿童减半。每周注射 1~2 次，3 个月为一个疗程。若无改善，滑膜肿胀肥厚，可行滑膜切除术。

2. 单纯性骨结核　病灶清除术后行骨松质植骨，管型石膏固定 3 个月。

3. 全关节结核　膝关节明显破坏或有脓液积聚者，行病灶清除术，可挽救部分关节功能。15 岁以上，关节破坏严重者，在清除病灶后，行膝关节加压融合术，膝关节融合于外翻 5°~10°，屈曲 5°~15°，4 周后拔除加压钢针，改用管型石膏固定至少 2 个月。

本章小结

本章重点是常见骨与关节结核的临床表现、诊断、治疗原则。骨与关节结核的发病原因及病理生理改变均有共性，治疗原则基本相同。

目标检测

扫码"练一练"

一、选择题

【A1/A2 型题】

1. 骨与关节结核发病率最高的部位是

    A. 肩关节   B. 肘关节

    C. 脊柱   D. 髋关节

    E. 膝关节

2. 脊柱结核发生率最高的部位是

    A. 腰椎   B. 颈椎

    C. 胸椎   D. 骶椎

    E. 尾椎

3. 关于脊柱结核的叙述，正确的是

    A. 骨与关节结核中发病率最低

    B. 一般无脊柱畸形

    C. 疼痛是最先出现的症状，以夜间痛显著

    D. 寒性脓肿是少数患者就医的最早体征

    E. 一般没有低热、盗汗等全身症状

4. 对脊柱结核具有早期诊断价值的检查是
   A. 核素扫描   B. MRI
   C. X 线   D. B 超
   E. CT

5. 脊柱结核主要的 X 线表现是
   A. 椎体骨质破坏和椎间隙增宽   B. 椎体骨质增生和椎间隙狭窄
   C. 脊柱竹节样改变   D. 椎体骨质破坏和椎间隙狭窄
   E. 椎弓根骨质破坏和椎间隙正常

6. 与脊柱结核有关的体格检查方法是
   A. 研磨试验   B. 直腿抬高试验
   C. 抽屉试验   D. "4" 字试验
   E. 拾物试验

7. 女，40 岁，进行性背部疼痛。全身消瘦乏力 1 年。检查：第 6 胸椎后凸畸形，局部有压痛及叩痛，X 线片示胸椎 6、7 间隙变窄，上下缘模糊，血沉 60 mm/第 1 小时末，临床诊断为
   A. 椎体骨软骨病   B. 胸椎血管瘤
   C. 胸椎结核   D. 胸椎转移瘤
   E. 化脓性脊柱炎

8. 青年男性，左膝关节慢性肿痛半年，活动障碍，但皮肤色泽正常。X 线片示关节间隙变窄。诊断应考虑为
   A. 单纯骨结核   D. 单纯滑膜结核
   C. 左膝关节结核   D. 化脓性关节炎
   E. 化脓性骨髓炎合并关节炎

9. 男，35 岁。腰背部疼痛 3 个月，伴有乏力、盗汗。查体：双下肢感觉、运动功能正常。X 线显示 $L_{2 \sim 3}$，椎间隙狭窄，腰大肌影增宽。最适宜的治疗方法是
   A. 抗结核药物治疗   B. 局部注射抗炎药物
   C. 腰背部理疗按摩   D. 加强腰背肌锻炼
   E. 立即行病灶清除手术

10. 有关髋关节结核的描述，正确的是
    A. 多见于儿童   B. 双侧发病居多
    C. 不会形成寒性脓肿   D. "4" 字试验阴性
    E. 髋关节过伸试验阴性

11. 关于髋关节结核的叙述，错误的是
    A. 儿童多见   B. 早期病变以单纯性骨结核多见
    C. 可出现膝关节处疼痛   D. 4 字征阳性
    E. 进行性关节间隙变窄为早期 X 线征象

12. 8 岁，男孩。左髋部肿痛，跛行，伴低热、盗汗、食欲不振 3 周。查体：体温 37.6℃，左髋部活动受限，Thomas 征阳性。髋关节 X 线片见关节间隙略窄，边缘性骨破坏。其诊断首先应考虑为

A. 股骨头坏死   B. 髋关节结核

C. 急性骨髓炎   D. 骨性关节炎

E. 急性化脓性关节炎

13. 脊柱结核最严重的并发症是

  A. 窦道形成，混合感染   B. 椎体的病理性骨折

  C. 脊柱的活动功能障碍   D. 截瘫

  E. 骨骺受累时可影响生长发育

【A3/A4 型题】

(14~15 题共用题干)

女性，45 岁。背痛、消瘦、乏力 6 个月，不能行走 1 周。查体：背部后凸畸形，叩痛，双下肢感觉、运动障碍，腱反射亢进。X 线片见胸 8 椎体骨质破坏，死骨形成，胸 8~9 椎间隙变窄，椎旁寒性脓肿影。血沉 80 mm/h。

14. 应首先考虑诊断为

  A. 骨折   B. 肿瘤

  C. 结核   D. 骨髓炎

  E. 强直性脊柱炎

15. 其最佳治疗方案是

  A. 休息，加强营养   B. 抗生素预防感染

  C. 立即手术解除压迫   D. 抗结核药物治疗 3 周后手术

  E. 抗肿瘤治疗 1 周后手术

(16~17 题共用题干)

女，22 岁。腰痛伴低热、盗汗、乏力 5 个月，双下肢麻木、肌力减退 2 个月。查体：腰1~2 椎体叩击痛阳性，腰肌痉挛，拾物试验阳性，双髋关节"4"字试验阴性。血沉57 mm/h。

16. 不属于该病 X 线特征性表现的是

  A. 腰椎椎体间隙狭窄   B. 腰椎椎体骨质模糊

  C. 腰大肌阴影模糊   D. 腰椎后凸畸形

  E. 腰椎边缘大量骨质增生

17. 最合理的治疗方案是

  A. 石膏背心固定   B. 单纯药物治疗 3 个月

  C. 立即手术清除病灶   D. 卧床休息

  E. 药物治疗有效 2 周，彻底清除病灶

(18~20 题共用题干)

女，28 岁。出现进行性背痛、下肢无力 1 个月。查体：腰部叩痛阳性，拾物试验阳性。腰椎 X 线片示 3、4 腰椎间隙变窄，可见椎旁软组织阴影。

18. 最可能的诊断是

  A. 类风湿关节炎   B. 腰椎间盘突出症

  C. 腰椎结核   D. 强直性脊柱炎

E. 腰椎肿瘤

19. 对确诊最有价值的检查是

    A. 活检   B. MRI

    C. B 型超声   D. 血沉

    E. CT

20. 目前最适宜的治疗方法是

    A. 药物治疗   B. 休息牵引

    C. 支持治疗   D. 手术治疗

    E. 康复理疗

二、简答题

1. 简述脊柱结核的诊断依据。

2. 简述髋关节结核的主要临床表现。

第十二章 非化脓性关节炎

一、骨关节炎

骨关节炎也称骨关节病，是一种常见的慢性关节疾病，其主要病变是关节软骨的退行性变和继发性骨质增生。多见于中老年人，女性多于男性。好发于负重较大的膝关节、髋关节、脊柱等及手指关节。该病亦称为骨关节病、退行性关节炎、增生性关节炎、老年关节炎和肥大性节炎等，可分为原发性和继发性两类。

扫码"练一练"

（一）病因

原发性骨关节炎的发病原因迄今为止尚不完全清楚，它的发生发展是一种长期、慢性、渐进的病理过程，涉及全身及局部许多因素，可能是综合因素所致。一般认为与老龄、肥胖、软骨代谢、免疫异常和关节负载增加等多种因素有关。继发性骨关节炎是继发于某种明确的疾病或因素，可发生于任何年龄，常见原因有：①先天性疾病，如先天性髋关节脱位；②创伤，如关节内骨折；③骨、骨骺发育不良，如膝内、外翻畸形；④其他骨与关节疾病，如感染性关节炎；⑤其他疾病，如肢端肥大症，神经性关节炎；⑥医源性，如长期服用皮质激素等。

（二）病理

最早期的病理变化发生在关节软骨，首先关节软骨局部发生软化、糜烂，导致软骨下骨外露，随后继发的滑膜、关节囊及关节周围肌肉的改变使关节面上的生物应力平衡失调，有的部位承受应力较大，有的部位较小，形成恶性循环，病变不断加重。

（三）临床表现

1. 关节疼痛 早期疼痛较轻，多在活动时发生，休息后好转。有的患者在静止或晨起时感到疼痛，稍微活动后减轻，称之为"休息痛"。疼痛有时与天气变化、潮湿受凉等因素有关。

2. 关节活动受限 为缓慢进展性，早期较轻微，仅在晨起或久坐后觉活动不便，稍事活动后可恢复。随着病情进展，症状逐渐加重，以至受累关节活动范围减小。

3. 关节肿大　可由滑膜渗出、中度积液所致，也可由关节周围肌肉萎缩及关节周围骨赘形成所致。

4. 活动响声　关节活动时有各种不同响声，如吱嘎声、摩擦声。

5. 畸形　病变后期常出现关节畸形，如膝关节，可发生膝内翻、膝外翻，有时可触及关节内游离体。

（四）辅助检查

1. 影像学检查　早期 X 片无明显变化，晚期关节间隙狭窄，关节边缘有骨赘形成。后期骨端变形，关节表面不平整，边缘骨质增生明显。

2. 实验室检查　一般都在正常范围内。关节液检查可见白细胞增高，偶见红细胞。

（五）治疗

骨关节炎随着年龄的增长，结缔组织退变老化，一般来说病理学改变不可逆转，但适当的治疗可达到阻断恶性循环、缓解或解除症状、增加活动范围、延缓病变发展的目的。

1. 患者教育　要教育患者注意保护关节，避免过度负重、活动或损伤，减轻受累关节负荷，进行肌肉锻炼以增加关节稳定性等。

2. 中医针灸、按摩治疗

3. 物理疗法　可增强局部血液循环，缓解疼痛，在治疗中占重要地位。

4. 体育疗法　如游泳等，适当的关节活动，以增强肌力。

5. 药物疗法　活血化瘀中草药内服以及外部热敷、熏洗、浸泡等可缓解症状，延缓病程。非甾体抗炎镇痛药物可以缓解疼痛。对于早期患者，研究表明已有可调节软骨代谢的药物，可望能阻止以至逆转软骨的降解，从而达到改变病情的目的。关节腔内注射透明质酸钠溶液有一定疗效。

6. 手术治疗　疼痛严重，影响关节功能时可行手术治疗，包括骨关节畸形矫正、改变关节负重面和力线，病情严重者可行人工关节置换术或关节融合术及脊柱的神经减压术。

二、类风湿性关节炎

类风湿性关节炎是一种慢性全身性自身免疫性疾病。表现为多发性和对称性慢性关节炎，反复发作，最终可导致关节畸形和功能失丧。发病年龄多为 25～55 岁，女性多于男性，多见于温带及寒带地区。

（一）病因

病因不明，可能与下列因素有关。

1. 免疫变态反应　是类风湿性关节炎的发病基础。

2. 感染　其依据是病情发展的一些特征与病毒感染相符，多数人认为甲型链球菌感染为本病之诱因。

3. 遗传因素　有明确的家族性。

（二）病理

1. 关节病变　原发性病理变化是一种非特异性滑膜炎，分急性和慢性两个阶段，两者无明显界限。

（1）急性滑膜炎　最早为滑膜内充血、水肿，毛细血管增生且通透性增高，有较多浆液渗出到关节腔内。此期患者晨起感到关节僵直，是因睡眠时水肿液滞留导致滑膜肿胀。起床活动后，水肿液滞留减轻使僵直症状缓解。

（2）慢性滑膜炎　滑膜内血管增多，滑膜细胞显著增生，致使滑膜增厚并呈绒毛状突入关节腔内。滑膜内有大量的淋巴细胞、浆细胞和巨噬细胞浸润并呈栅栏样围绕于纤维蛋白样坏死灶周围，形成血管翳，血管翳向软骨内侵入，使软骨细胞基质溶解、死亡，造成关节软骨被侵蚀及关节囊纤维化，导致关节腔狭窄。病变进一步发展，逐渐出现纤维性和骨性关节强直，关节功能丧失。

2. 关节外病变　约有20%的患者在关节附近的皮下常可形成典型的类风湿结节。病变尚可累及肌腱、韧带、肌肉、外周神经、动脉、心脏、肺等组织和器官。

（三）临床表现

1. 关节疼痛和肿胀　最先出现关节疼痛，开始可为酸痛，随着关节肿胀的逐步明显，疼痛也趋于严重。

2. 晨僵现象　在早晨睡醒后，出现关节僵硬或全身发紧感，起床活动一段时间后症状即缓解或消失。

3. 多个关节受累　常见掌指关节或指间关节发病，其次为膝关节，受累关节常为对称性。

4. 关节活动受限或畸形　手指及掌指关节常呈现鹅颈畸形或尺偏畸形。

（四）辅助检查

1. 实验室检查　患者常有轻度贫血及白细胞增高；血沉加快，与病变的活动程度成正比关系；类风湿因子的滴度较高。

2. 影像学检查　早期可见关节周围软组织肿大阴影，骨质疏松，正常骨小梁排列消失。以后关节软骨下有囊腔形成，关节间隙因软骨面破坏逐渐狭窄。晚期关节间隙逐渐消失，出现骨性强直。

（五）诊断标准

依据美国风湿病协会制定的标准，确诊本病需具备以下4条或4条以上标准：①晨起关节僵硬至少1小时（≥6周）；②3个或3个以上关节肿（≥6周）；③腕、掌指关节或近侧指间关节肿（≥6周）；④对称性关节肿（≥6周）；⑤皮下结节（≥6周）；⑥手、腕关节X线片显示有明确的骨质疏松或骨侵蚀；⑦类风湿因子阳性（滴度>1:32）。

（六）治疗

类风湿性关节炎目前尚无特效疗法，应采取综合治疗，目的是控制炎症、减轻症状、延缓病情进展、保持关节功能和防止畸形、提高生活质量。

1. 非甾体类抗炎药物　能缓解疼痛，减轻多种致炎因子对组织的损害。COX-2特异性抑制剂塞来昔布等可以明显降低胃肠道的不良反应。

2. 免疫抑制疗法　通过抑制机体的细胞及体液免疫，使滑膜细胞浸润和骨质破坏减轻。

3. 肾上腺皮质激素　对减轻症状疗效显著，但副作用大，停药后病情可加重甚至恶化，需逐渐减量停药。

4. 中药治疗 已证实雷公藤、蜂毒等制剂对类风湿性关节炎有效。

5. 康复及物理疗法 进行关节的活动训练及温泉、按摩等疗法对减轻患者的症状和恢复关节功能有利。

6. 手术治疗

（1）滑膜切除术 可减少关节液渗出，防止血管翳形成，保留软骨和软骨下骨组织，改善关节功能。亦可在关节镜下行清理、冲洗、滑膜切除术。

（2）如病变已广泛侵及软骨，则应行人工关节置换术或关节融合术，以提高患者生活质量。

三、强直性脊柱炎

强直性脊柱炎是脊椎的慢性进行性炎症，侵及骶髂关节、关节突、附近韧带和近躯干的大关节，导致纤维性或骨性强直和畸形。多见于 16～30 岁的青壮年，男性占 90%。过去曾归属于类风湿性关节炎，现认为是一种独立性疾病。

（一）病因

强直性脊柱炎病因不清，因约 96% 的患者人类白细胞组织抗原 HLA－B27 含量增高，说明本病可能与遗传有关。也有报道本病与泌尿生殖系统感染和自身免疫有关。

（二）病理

基本病理为原发性、慢性、血管翳破坏性炎症，韧带骨化属继发性修复性病变。常先侵犯双侧骶髂关节，继而累及脊柱。病变缓慢沿着脊柱向上伸延，影响椎间小关节的滑膜和关节囊，脊柱的周围组织也同样受累，至晚期可使整个脊柱的周围韧带等软组织钙化、骨化，也可同时向下蔓延，波及双髋关节，但很少波及膝关节和上肢关节。

（三）临床表现

早期两侧骶髂关节疼痛和僵硬，活动后缓解，随后症状逐渐向近心端发展，可出现胸腰椎疼痛和活动受限，胸廓扩展受限。晚期可出现脊柱后凸畸形。

（四）辅助检查

1. 实验室检查 类风湿因子试验阴性，HLA－B27 多为阳性，急性期白细胞增多，有时急发贫血，血沉增快，尿 17－酮皮质激素升高。

2. 影像学检查 骶髂关节间隙初期假性增宽，关节边缘呈锯齿状，软骨下松质骨有硬化致密改变，以后关节面渐趋模糊，间隙逐渐变窄，直至双侧骶髂关节完全融合为止。椎间小关节也有类似变化，椎间盘的纤维环、前、后纵韧带发生骨化，形成典型的"竹节"样脊柱。

（五）治疗

治疗的目的是缓解疼痛，防止畸形和改善功能。

活动期患者应睡硬板床，低枕、仰卧，适当牵引，防止驼背，疼痛可给予非甾体类抗炎药对症治疗。晚期有严重后凸畸形时，可考虑行椎体截骨矫正术，若髋关节强直也可行全髋关节置换术。

本章小结

本章主要讲述了常见非化脓性关节炎。重点是骨关节炎、类风湿性关节炎、强直性脊柱炎的临床表现、诊断，治疗原则。学习本章目的是为关节疾病的鉴别诊断打下基础。

目标检测

一、选择题

【A1/A2 型题】

扫码"练一练"

1. 女性，13 岁。畏寒发热伴咽痛 1 周，继而出现膝腕踝关节疼痛。体查示咽红，扁桃体Ⅱ度肿大，心肺（－），膝关节红肿，压痛明显。外周血白细胞 17×10^9/L，ESR 48 mm/h，抗 O 效价 1：1250/ml，ANA（＋），最可能诊断是

    A. 风湿性关节炎　　　　　　　　　B. 坏死性血管炎

    C. 系统性红斑狼疮　　　　　　　　D. 少年型类风湿关节炎

    E. 创伤性关节炎

2. 女性，20 岁。四肢关节疼痛 7 个月，近 2 个月出现面颊部对称性红斑，反复发作口腔溃疡。外周血白细胞 2.4×10^9/L，ESR 47 mm/h。该患者最可能的诊断是

    A. 类风湿关节炎　　　　　　　　　B. 系统性红斑狼疮

    C. 皮肌炎　　　　　　　　　　　　D. 白血病

    E. 风湿性关节炎

3. 女性，28 岁。因双膝关节肿痛半年，发热伴面部浮肿 2 周就诊。体检：体温 37.8℃，血压 20/12 kPa，面部浮肿，口腔黏膜有溃疡，肝肋下 1 指，脾肋下 2 指，质软，双膝关节红肿、有压痛。尿液检查蛋白（－），ANA（＋），抗 Sm 抗体（＋），确诊为 SLE。首选治疗药是

    A. 中医中药　　　　　　　　　　　B. 氯喹

    C. 泼尼松　　　　　　　　　　　　D. 环磷酸胺

    E. 非甾体解热镇痛药

4. 女性，30 岁。SLE 复诊，自感病情稳定，无异常症状和体征，ESR 10 mm/L，抗核抗体 1：160 阳性，抗核 RNP 抗体阳性。医生对病情的判断是

    A. 病情未稳定　　　　　　　　　　B. 病情活动

    C. 轻度活动　　　　　　　　　　　D. 病情稳定

    E. 以上都不是

5. 男性，67 岁。近半年来右膝关节隐痛，白天活动后加重。X 线片示双膝关节间隙变窄，关节边缘有骨赘形成。考虑诊断为

    A. 痛风　　　　　　　　　　　　　B. 类风湿性关节炎

    C. 风湿性关节炎　　　　　　　　　D. 骨关节炎

    E. 感染

6. 患者，男性。28 岁。双膝关节及踝关节红、肿、痛、热 1 周，发病前 3 周有腹泻病史。RF 阴性，受累关节 X 线无明显改变，最可能的诊断是

 A. 风湿性关节炎   B. 类风湿性关节炎

 C. 感染性关节炎   D. 骨关节炎

 E. 反应性关节炎

7. 患者，女性，36 岁。SLE 病史 10 年，蛋白尿（＋＋～＋＋＋＋），长期服用激素及免疫抑制剂，病情不稳定，近 2 个月来病情加重，高度浮肿，尿少，血肌酐快速上升至 445 μmol/L。下一步将采取何种诊治方案

 A. 肾脏穿刺病理检查   B. 补体 C3 CH50 检查

 C. 对症治疗   D. 中医中药治疗

 E. 抗核抗体谱检查

8. 强直性脊柱炎的多发年龄段是

 A. 14～40 岁   B. 16～40 岁

 C. 20～40 岁   D. 20～45 岁

 E. 30～40 岁

9. 强直性脊柱炎的病程发展是从身体的哪个部位开始的

 A. 骶髂关节   B. 胸椎

 C. 腰椎   D. 四肢关节

 E. 膝关节

10. 早期强直性脊柱炎会出现哪种症状

 A. 血象明显增高   B. 高烧

 C. 低热   D. 四肢关节畸形

 E. 脊柱侧弯

二、简答题

1. 简述骨关节炎的临床表现。

2. 简述骨关节炎与类风湿性关节炎的主要异、同点。

第十三章 骨肿瘤

学习目标

1. **掌握** 常见骨肿瘤的临床表现、诊断及治疗原则。
2. **熟悉** 骨肿瘤的分类；好发部位。
3. **了解** 骨肿瘤的病因及流行病学特点。
4. 具备对常见骨肿瘤的诊断、治疗的能力。
5. 关心患者，能与患者及家属进行良好的沟通，开展健康教育、预防工作。

第一节 概 述

扫码"学一学"

凡发生在骨内或起源于各种骨组织成分的肿瘤，不论是原发性、继发性还是转移性肿瘤统称为骨肿瘤。在原发骨肿瘤中，良性比恶性多见。前者以骨软骨瘤和软骨瘤多见，后者以骨肉瘤和软骨肉瘤多见。骨肿瘤发病与年龄、解剖部位有密切关系。常见的骨肿瘤有骨软骨瘤、骨巨细胞瘤及骨肉瘤。骨肿瘤发病率男性比女性稍高。骨肿瘤的病因尚不完全明确，骨肿瘤的发病年龄和部位对肿瘤定性有一定的意义，如骨肉瘤多见于儿童和青少年，骨巨细胞瘤多见于成人。骨肿瘤好发于长骨的干骺端，也是生长最活跃的部位。

案例导入

患者，女，17岁，学生。右膝疼痛，跛行3个月，3个月前不明原因出现右膝疼痛，以右膝内侧酸胀疼痛为主，无外伤史，无畏寒发热。活动后右膝疼痛加重伴跛行。右膝无红肿、皮温升高现象。体格检查：右小腿上段内侧有4 cm×6 cm大小包块，质软有压痛，边界不清，局部皮温略高，右膝关节活动可，关节间隙无压痛。X线检查：右胫骨干骺端见不规则骨质破坏，可见层状骨膜反应，软组织肿胀，边缘不清，右膝关节间隙无异常。

问题：

1. 患者的入院诊断可能是什么？
2. 可做何种检查来确诊？如何治疗？

一、临床表现

1. 疼痛与压痛 疼痛是生长迅速的肿瘤最显著的症状。良性肿瘤多无疼痛，恶性肿瘤几乎均有局部疼痛，开始时为间歇性、轻度疼痛，以后发展为持续性剧痛、夜间痛，并可有压痛。良性肿瘤恶变或合并病理骨折，疼痛可突然加重。

2. 局部肿块和肿胀　良性肿瘤常表现为质硬而无压痛，生长缓慢，通常被偶然发现。局部肿胀和肿块发展迅速多见于恶性肿瘤。

3. 功能障碍和压迫症状　邻近关节的肿瘤和脊髓肿瘤可出现关节活动功能障碍和脊髓的压迫症状，甚至出现截瘫。

4. 病理性骨折出现后表现出骨折的症状、体征。

5. 晚期恶性骨肿瘤可出现贫血、消瘦、食欲不振、体重下降、低热等全身症状。

二、诊断

骨肿瘤的诊断必须把临床、影像学和病理学三者结合；生化测定也是必要的辅助检查。

（一）影像学检查

1. X 线检查　能反映骨与软组织的基本病变。良恶性肿瘤的 X 线鉴别要点：①良性骨肿瘤具有界限清楚、密度均匀的特点，多为膨胀性病损或者外生性生长，病灶骨质破坏呈单房性或多房性，内有点状、环状、片状骨化影，周围可有硬化反应骨，通常无骨膜反应；②恶性骨肿瘤的病灶多不规则，呈虫蚀样或筛孔样，密度不均，界限不清。若骨膜被肿瘤顶起，骨膜下产生新骨，呈现出三角形的骨膜反应阴影称 Codman 三角，多见于骨肉瘤。若骨膜的掀起为阶段性，可形成同心圆或板层状排列的骨沉积，X 线片表现为"葱皮"现象，多见于尤文肉瘤。若恶性肿瘤生长迅速，超出骨皮质范围，同时血管随之长入，肿瘤骨与反应骨沿放射状血管方向沉积，表现为"日光射线"形态。某些生长迅速的恶性肿瘤很少有反应骨，X 线表现为溶骨性缺损，骨质破坏。

2. CT 和 MRI 检查　可以为确定骨肿瘤的性质提供依据，更清楚地描绘肿瘤的范围，识别肿瘤侵袭的程度，与邻近组织的关系。

3. ECT 检查　可以明确病损范围，先于其他影像学检查几周或几个月显示骨转移瘤的发生，但特异性不高，不能单独作为诊断依据。

4. DSA 检查　可显示肿瘤血供情况，有利于做选择性血管栓塞和注入化疗药物。

5. 其他　超声波检查，脊髓造影、钡餐造影、关节对比造影等。

（二）病理检查

病理组织学检查是最后确定诊断骨肿瘤唯一可靠的检查。骨肿瘤的病理检查主要是活组织检查，如在手术中进行活组织检查，可决定手术方式。

（三）生化测定

大多数骨肿瘤患者化验检查是正常的。当骨质出现广泛溶骨性病变，血钙可升高；骨肉瘤血清碱性磷酸酶可有明显升高。

三、治疗

良性骨肿瘤以手术切除为主。恶性肿瘤治疗尚无特效方法，多采用以手术为主、辅助放疗、化疗、中医中药、免疫治疗的综合方法，旨在挽救生命，最大限度保留肢体功能。

（一）良性骨肿瘤的外科治疗

1. 刮除植骨术　适用于良性骨肿瘤及瘤样病变。

2. 外生性骨肿瘤的切除 如骨软骨瘤切除术，手术的关键是完整切除肿瘤骨质、软骨帽及软骨外膜，防止复发。

（二）恶性骨肿瘤的外科治疗

1. 保肢治疗 不断成熟的化疗促进和发展了保肢技术。实践证明保肢治疗与截肢治疗的生存率和复发率相同，局部复发率为 5%～10%。保肢手术后的重建方法有：①瘤骨骨壳灭活再植术；②异体骨半关节移植术；③人工肿瘤关节假体置换术。

2. 截肢术 对于就诊较晚，破坏广泛和对其他辅助治疗无效的恶性骨肿瘤。为解除患者痛苦，截肢术仍不失为一种重要有效的治疗方法。但对于截肢术应严格掌握手术适应证，同时也应考虑术后假肢安装。

3. 化学治疗 化疗的开展，特别是新辅助化疗概念的形成及其法则的应用，大大提高了恶性骨肿瘤患者的生存率和保肢率。

4. 放射疗法 可强有力地影响恶性肿瘤细胞的繁殖能力。

5. 其他治疗 如血管栓塞治疗是应用血管造影技术，施行选择性或超选择性血管栓塞达到治疗目的。如合并病理性骨折可按骨折的治疗原则处理。

第二节 临床常见骨肿瘤

一、骨样骨瘤

骨样骨瘤是一种孤立性、圆形的、成骨性的良性肿瘤，以疼痛为主，较少见。常发生于儿童和青少年，好发部位以下肢长骨为主。病灶呈圆形或卵圆形瘤被反应骨包围，生长潜能有限，肿瘤直径很少超过 1 cm。

（一）临床表现

主要症状是疼痛，有夜间痛，进行性加重，多数可服用阿司匹林止痛，并以此作为诊断依据。若病损在关节附近，可出现关节炎症状，影响关节功能。

（二）治疗

手术治疗，将瘤巢及其外围的骨组织彻底清除，可防止复发，预后好。

二、骨软骨瘤

骨软骨瘤是一种常见的、软骨源性的良性肿瘤，是位于骨表面的骨性突起物，顶面有软骨帽，中间为髓腔。多发生于青少年，随人体发育而增大，当骨骺线闭合后，其生长也停止。骨软骨瘤可分为单发性与多发性两种。

（一）临床表现

可长期无症状，多因无意中发现骨性包块而就诊。若肿瘤压迫周围组织可产生疼痛。体格检查所见肿块较 X 线片显示的大。X 线表现单发或多发，在干骺端可见从皮质突向软组织的骨性突起，其皮质和松质骨以窄小或宽广的蒂与正常骨相连，彼此髓腔相通，皮质相连续，突起表面为软骨帽，不显影，厚薄不一，有时可呈不规则钙化影。

骨软骨瘤发生恶性变可出现疼痛、肿胀、软组织包块等症状；X 线片可见原来稳定的骨软骨瘤再度生长，骨质破坏，钙化不规则等表现。恶变率约为 1%。

（二）治疗

一般不需治疗。若肿瘤生长过快，有疼痛或影响关节活动功能者；影响邻骨或发生关节畸形者；压迫神经、血管以及肿瘤自身发生骨折时；肿瘤表面滑囊反复感染者；病变活跃有恶变可能者应行手术切除。

三、骨巨细胞瘤

骨巨细胞瘤为交界性或行为不确定的溶骨性肿瘤。好发年龄 20～40 岁，女性略多，好发部位为膝关节上、下两骨端，其次为桡骨远端或肱骨上端。近 20 年来国内外学者把组织学与 X 线结合分级，并提出侵袭度指数的方法以评估骨巨细胞瘤的生物学行为，指导手术方法的选择。

（一）临床表现

疼痛和肿胀，且与病情发展相关。局部包块压之有乒乓球样感觉和压痛，病变的关节活动受限。典型 X 线特征为长骨骨端偏心位、溶骨性破坏而无骨膜反应，病灶膨胀生长、骨皮质变薄，呈肥皂泡样改变，可并发病理性骨折。

（二）治疗

以手术治疗为主，采用瘤体切除术加灭活处理，再植入自体骨、异体骨、人工骨或骨水泥，但复发率高。恶性骨巨细胞瘤应采用广泛或根治切除。化疗对骨巨细胞瘤无效。

四、骨肉瘤

骨肉瘤是一种最常见的恶性骨肿瘤，其特点是肿瘤细胞直接形成骨样组织，恶性程度高，预后差。病灶切面呈鱼肉状，棕红或灰白色。

（一）临床表现

主要症状为局部疼痛，持续性，逐渐加剧，夜间尤重，并伴有全身恶病质表现。有局部肿块，表面皮温增高，静脉怒张，附近关节活动受限。核素骨显像可以确定肿瘤的大小及发现转移病灶。

X 线表现可有不同形态，密质骨和髓腔有成骨性、溶骨性或混合性骨质破坏，骨膜反应明显，呈侵袭性发展，可见 Codman 三角或呈"日光射线"形态。

（二）治疗

采取综合治疗。术前大剂量化疗，然后根据肿瘤浸润范围做根治性切除瘤段、灭活再植或置入假体的保肢手术或截肢术，术后继续大剂量化疗。近年来由于早期诊断和化疗迅速发展，骨肉瘤的 5 年存活率提高至 50% 以上。

知识链接

日光放射状阴影的形成

日光放射状阴影的形成是由于恶性肿瘤生长迅速，超出骨密质范围，同时血管随之长入，从密质骨向外放射，肿瘤骨与反应骨乃沿放射血管方向沉积，形成日光放射现象。

五、软骨肉瘤

软骨肉瘤是发生于软骨细胞的恶性肿瘤。分原发性和继发性两种，原发性者恶性程度高，继发性者多由骨软骨瘤、软骨瘤恶变而来，恶性程度相对较低。好发于 30 岁以上成人，好发部位为长骨，其次为髂骨。

（一）临床表现

发病缓慢，以疼痛和肿胀为主。开始为隐痛，以后逐渐加重。肿块增长缓慢，可产生压迫症状。X 线表现为一密度减低的溶骨性破坏，边界不清，病灶内有散在的钙化斑点或絮状骨化影。

（二）治疗

以手术治疗为主，方法与骨肉瘤相同。对放疗不敏感。预后比骨肉瘤佳。

六、尤文肉瘤

尤文肉瘤是起源于骨髓间充质结缔组织，以小圆细胞为主要结构的恶性骨肿瘤。好发年龄为儿童，多见于长骨骨干、髂骨和肩胛骨。

（一）临床表现

局部疼痛、肿胀，呈进行性加重。全身情况迅速恶化，常伴低热、白细胞增多和血沉加快。X 线表现为虫蚀样溶骨改变，界限不清，外有骨膜反应，有新骨形成，呈板层状或"葱皮状"。

（二）治疗

尤文肉瘤对放疗极为敏感，经小剂量照射后，能使肿瘤迅速缩小，局部疼痛明显减轻。尤文肉瘤易早期转移，单纯放疗远期疗效差。近年来采用放疗加化疗和手术（保肢或截肢）的综合治疗，5 年生存率已提高到 50% 以上。

本章小结

本章讲述了骨肿瘤的概念、基础知识和常见骨肿瘤的特点。通过学习要了解骨肿瘤的基本概念；掌握常见骨肿瘤的临床特点；并能做出初步诊断和初步治疗方案。

目标检测

一、选择题

【A1/A2 型题】

1. 骨软骨瘤多见于
   - A. 长管骨骨端
   - B. 长管骨干骺端
   - C. 长管骨骨干
   - D. 长管骨骨骺
   - E. 扁骨骨端

2. 关于骨软骨瘤临床表现的叙述，正确的是
   - A. 一般无症状，生长缓慢的骨性突起
   - B. 肿物与周围界限不清
   - C. X 线检查可见骨膜反应
   - D. 肿块明显，皮肤有静脉怒张
   - E. 生长较快，伴明显疼痛

3. 男性，15 岁。无意中发现左大腿下端硬质、无痛性包块。X 线片见左股骨下干骺端外侧有一基底狭窄的骨性突出物，密度均匀与股骨一致，无骨质破坏。其诊断是
   - A. 骨结核
   - B. 骨髓炎
   - C. 骨肉瘤
   - D. 骨软骨瘤
   - E. 骨巨细胞瘤

4. 20 岁女性。右小腿上端内侧发现肿物 4 年，无明显疼痛。X 线显示右胫骨上端内侧骨性突起，基底较宽，边界清，骨结构无明显破坏。可能诊断为
   - A. 骨肉瘤
   - B. 慢性骨髓炎
   - C. 骨巨细胞瘤
   - D. 骨软骨瘤
   - E. 胫骨先天畸形

5. 骨巨细胞瘤的特点是
   - A. 好发部位为胫骨下端
   - B. 主要症状为局部剧痛
   - C. X 线表现为骨膜反应明显
   - D. 好发年龄是 5 ~ 10 岁
   - E. 潜在恶性骨肿瘤

6. 骨巨细胞瘤的好发年龄是
   - A. 5 ~ 9 岁
   - B. 10 ~ 19 岁
   - C. 20 ~ 40 岁
   - D. 41 ~ 60 岁
   - E. 61 ~ 80 岁

7. 男，28 岁。右膝内侧逐渐隆起伴隐痛半年。X 线片示：右胫骨干骺端有一破坏区，边缘呈膨胀性改变，中央有肥皂泡样阴影。诊断首先考虑
   - A. 骨软骨瘤
   - B. 骨巨细胞瘤
   - C. 骨肉瘤
   - D. 骨转移性癌
   - E. 骨囊肿

8. X 线上表现为肥皂泡样改变的疾病是

    A. 骨囊肿　　　　　　　　　　　　B. 骨软骨瘤

    C. 骨肉瘤　　　　　　　　　　　　D. 骨巨细胞瘤

    E. 骨髓炎

9. 男，14 岁。左胫骨近端疼痛 2 个月，呈进行性加重。X 线片检查发现左胫骨干骺端骨膜反应呈"日光射线"形态。最可能的诊断是

    A. 骨肉瘤　　　　　　　　　　　　B. 骨巨细胞瘤

    C. 骨软骨瘤　　　　　　　　　　　D. 骨结核

    E. 骨囊肿

10. 女，14 岁。右大腿下端肿痛 1 个月。查体：局部软组织肿胀、压痛，X 线示右股骨下端溶骨性破坏，伴有骨膜反应，血碱性磷酸酶明显增高。最可能的诊断是

    A. 转移性骨肿瘤　　　　　　　　　B. 骨肉瘤

    C. 骨髓炎　　　　　　　　　　　　D. 骨结核

    E. 骨巨细胞瘤

【A3/A4 型题】

(11 ~ 12 题共用题干)

女，24 岁。近日发现左膝关节疼痛，行走困难，休息缓解，自觉左小腿上端内侧似有肿块，压痛。查体：左膝关节活动受限，胫骨上端内侧肿胀，压痛。X 线见左胫骨上端内侧有一肥皂泡样阴影，膨胀性生长。

11. 本例最可能的诊断是

    A. 骨结核　　　　　　　　　　　　B. 骨髓炎

    C. 骨坏死　　　　　　　　　　　　D. 骨巨细胞瘤

    E. 骨软骨瘤

12. 本例最适当的治疗方法是

    A. 休息、营养　　　　　　　　　　B. 广谱抗生素治疗

    C. 手术治疗　　　　　　　　　　　D. 抗结核治疗

    E. 物理治疗

(13 ~ 15 题共用题干)

男，12 岁。1 个月前无明显诱因出现左胫骨近端肿痛，逐渐加重，皮肤表面静脉怒张，皮温增高。X 线片见左胫骨近端呈溶骨性破坏，伴有骨膜日光放射状表现。

13. 确诊该病的检查方法是

    A. CT　　　　　　　　　　　　　　B. MRI

    C. 组织活检　　　　　　　　　　　D. B 超

    E. 核素扫描

14. 最可能的诊断是

    A. 骨囊肿　　　　　　　　　　　　B. 骨巨细胞瘤

    C. 骨髓炎　　　　　　　　　　　　D. 骨肉瘤

    E. 骨结核

15. 最适合的治疗方法是

    A. 刮除植骨   B. 对症治疗

    C. 单纯截肢术   D. 放疗

    E. 化疗 + 保肢治疗

（16 ~ 19 题共用题干）

男性，18 岁。右膝上方肿痛 2 个月，持续性，逐渐加重，夜间尤重。检查见患者消瘦，右膝肿胀，皮温稍热，静脉怒张，关节活动受限。

16. 其诊断首先考虑

    A. 骨髓炎   B. 骨结核

    C. 风湿性关节炎   D. 骨性关节炎

    E. 骨肉瘤

17. 如果拍 X 线片应表现为

    A. 磨砂玻璃样改变   B. 葱皮样改变

    C. 肥皂泡样改变   D. 骨性突起呈蒂状改变

    E. Codma   D. 三角或日光放射样改变

18. 为取得可靠的诊断，应做

    A. 血常规检查   B. 血沉检查

    C. 血碱性磷酸酶检查   D. 血尿酸检查

    E. 病理组织学检查

19. 确定诊断后，应采取的治疗方法是

    A. 手术引流   B. 病灶清除术

    C. 抗风湿药物治疗   D. 关节融合术

    E. 截肢术

二、简答题

1. 简述骨肉瘤的诊断依据。

2. 简述常见骨肿瘤的 X 线特点。

参考答案

第一章

1. B　2. C　3. C　4. B　5. C　6. A　7. E　8. C　9. D　10. E
11. B　12. D

第二章

1. C　2. C　3. B　4. C　5. D　6. A　7. B　8. C　9. B　10. C
11. C　12. D　13. D

第三章

1. B　2. B　3. C　4. C　5. E

第四章

1. D　2. B　3. A　4. B　5. B　6. D　7. D　8. A　9. D　10. E
11. E　12. B　13. E　14. D　15. A　16. B　17. E　18. C　19. E　20. D

第五章

1. A　2. C　3. B　4. C　5. B　6. B　7. A　8. A　9. E　10. D
11. D　12. D　13. D　14. A　15. B　16. A　17. C　18. E　19. D　20. B

第六章

1. A　2. A　3. D　4. E　5. D　6. A　7. E　8. E　9. A　10. B
11. C　12. E　13. A

第七章

1. B　2. A　3. A　4. C　5. C　6. C　7. C　8. B　9. C　10. C
11. B　12. D　13. E

第八章

1. D　2. B　3. C　4. D　5. C　6. A　7. D　8. A　9. D　10. D
11. E　12. C

第九章

1. E　2. E　3. D　4. A　5. A　6. E　7. D　8. B　9. D　10. C
11. B　12. E　13. C　14. A　15. D　16. D

第十章

1. E　2. B　3. E　4. A　5. E　6. C　7. D　8. E　9. A　10. A
11. B　12. D　13. D　14. D　15. C　16. D　17. B　18. E　19. B　20. E

第十一章

1. E　2. A　3. C　4. B　5. B　6. E　7. C　8. C　9. A　10. D
11. B　12. B　13. D　14. C　15. D　16. C　17. E　18. C　19. A　20. D

第十二章

1. A　2. B　3. C　4. D　5. D　6. E　7. A　8. B　9. A　10. C

第十三章

1. B　　2. A　　3. D　　4. D　　5. E　　6. C　　7. B　　8. D　　9. A　　10. B

11. D　　12. C　　13. C　　14. D　　15. C　　16. E　　17. D

参考文献

［1］韩中保，苏衍萍.人体解剖学与组织胚胎学［M］.北京：中国医药科技出版社，2018.

［2］吴在德，吴肇汉.外科学［M］.6版.北京：人民卫生出版社，2003.

［3］吴在德，吴肇汉.外科学［M］.7版.北京：人民卫生出版社，2008.

［4］张铁良.临床骨科学［M］.北京：人民卫生出版社，2005.

［5］吴阶平.黄家驷外科学［M］.北京：人民卫生出版社，2004.